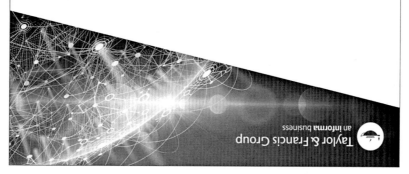

Medical Arabic

*Abderrahman Zouhir and
Abdulqadir Abdulkarim*

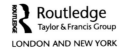

Routledge
Taylor & Francis Group

LONDON AND NEW YORK

First published 2020
by Routledge
2 Park Square, Milton Park, Abingdon, Oxon OX14 4RN

and by Routledge
52 Vanderbilt Avenue, New York, NY 10017

Routledge is an imprint of the Taylor & Francis Group, an informa business

© 2020 Abderrahman Zouhir and Abdulqadir Abdulkarim

British Library Cataloguing-in-Publication Data

A catalogue record for this book is available from the British Library

Library of Congress Cataloging-in-Publication Data

A catalog record for this book has been requested

ISBN: 978-0-367-89704-8 (hbk)
ISBN: 978-0-367-89699-7 (pbk)
ISBN: 978-1-003-02062-2 (ebk)

Typeset in Scala
by Apex CoVanatge, LLC

Visit the eResources: www.routledge.com/9780367896997

Contents

Disclaimer

The authors and publisher of this book specifically disclaim all responsibility or liability for any loss, risk, injury, or damage of any kind resulting from, or in any way related to the information and content of this book. The readers should regularly consult physicians in matters relating to their health and particularly for any symptoms that may require diagnosis or medical attention.

Acknowledgments

The initial idea of this book project began with discussions between the two authors about there being no dedicated textbook for teaching medical Arabic. We consulted with several colleagues, friends, and medical professionals about the project, and we received considerable encouragement from them. Ms. Valentina Djilaj, Special Associate to the Director in the Detroit Health Department, was also intrigued by the book project when she contacted us for Arabic translation services for some informational materials the Detroit Health Department was providing to the Arab community.

This book could have never been completed without the assistance of numerous individuals to whom we are delighted to pay tribute and heartfelt gratitude.

We send sincere thanks to Dr. Adrian De Gifis, from Michigan State University College of Human Medicine, who listened to developing ideas and enthusiastically encouraged the completion of this book. We are also grateful to Dr. Ahmed Al-hajjaj and Dr. Abduljalil Al-hajjaj, who provided valuable feedback as we completed this project. This book would not have materialized without their valuable comments and constructive feedback.

We owe a great debt to the professional portraitist Mr. Haydar Alyasiry for his great inspiration in painting the seven portraits of the ancient Arab/Muslim physicians. We would also like to pay a special acknowledgment to Mr. Bogdan Jianu, from Dreamtime Marketing and Alliances, for his assistance in purchasing the lifetime license for the original digital medical images used in this textbook.

We have greatly benefited from the presentation of some parts of this work at the National Council of Less Commonly Taught Languages conference in 2018 in Herndon, Virginia. We thank the participants there for their feedback, comments, and suggestions.

We are grateful to Ms. Andrea Hartill, Routledge Senior Publisher, for supporting this project from its inception. This book would not have materialized without her encouragement, constructive feedback, and guidance. Andrea's punctuality, prompt response to our emails, and attention to myriad details during the review process have been invaluable and helpful.

Sincere thanks also go to Ms. Claire Margerison, Routledge Senior Editorial Assistant, and Ms. Ellie Auton, Routledge Editorial Assistant, for the help they provided while preparing the book. We would also like to thank the anonymous reviewers for Routledge who read the initial book proposal and enthusiastically encouraged us to complete the project. We must not forget to thank Ms. Autumn Spalding, Project Manager at Apex CoVantage, for her assistance in giving this book its final shape.

We thank our colleagues and students who continue to inspire us with their commitment and enthusiasm. We also express our heartfelt thanks to all students, professors, medical professionals, and institutions for using this book to teach medical Arabic. We hope you find it helpful and worthwhile.

We express our deepest gratitude to our families for their patience. We continue to be grateful for their love and support.

Finally, we would like to thank each other. We are grateful for the opportunity that we had to complete yet another collaboration.

Photograph and portrait credits

Photographic credits of the ancient Arab/Muslim physicians' portraits, which are created by Haydar Alyasiry, are waived to the authors of *Medical Arabic*.

The original digital medical images appearing in *Medical Arabic* were permitted and licensed from the Dreamstime stock photography website gallery.

Preface

While most commonly taught languages have a number of textbooks and phrase books published for health care settings, there is no Arabic textbook in such a genre available in the market. There are several English–Arabic, Arabic–English medical dictionaries, as well as websites of various health information. However, they are no more than medical vocabulary words and phrases that do not provide a comprehensive curriculum for teaching medical Arabic. Many students at US universities are preparing for or enrolled in medical school and have felt the need for medical Arabic for their future career goals. Due to the lack of existing materials, our *Medical Arabic* textbook will fill a critical educational gap by providing students with practical information regarding medical Arabic. Indeed, writing a book about medical Arabic is a challenging task. Medical Arabic has proved to be a vast field that has not been completely written about and investigated. Written by dynamic authors who taught Arabic as a foreign language for several years and reviewed by physicians and professionals in the field, this *Medical Arabic* textbook is an essential resource for students and instructors interested in learning medical Arabic. It is designed for classroom use and independent study.

The potential readers for this book are quite diverse, including students in medical school, professionals in the field, students from the dentistry program, biology, or other science majors. It is mainly intended for those with prior knowledge of the Arabic language. It focuses on teaching higher-level medical Arabic terminology. Active learning engagement is fostered in different ways in the book. A broad range of stimulating activities and exercises (201 drills in total) are used in the book to help students practice the vocabulary, phrases, and questions they learn with a partner or group in Arabic. The answer key for major exercises of the book is provided as an e-resource. The book provides clear explanations of medical vocabulary and concepts as they occur in the reading materials to encourage active interaction with the text. A variety of texts pertaining to life issues in clinical settings are used. The end of the book is also enriched by a glossary that includes all words used in the book as active vocabulary. Thus, there are many potential benefits to using this book. It is educational in many aspects as it is based on conversations that typically take place in familiar medic–patient situations. The book also provides culturally sensitive health care services. Health care medics and students will find *Medical Arabic* more than merely a textbook but rather a pathway to enhance their communication skills to interact with patients more closely for their great care. Generally, *Medical Arabic* textbook prepares students for the following:

- Communicating in Arabic in common medical settings such as a hospital, clinic, or a community health care facility
- Developing critical medical Arabic lexicon and language skills
- Identifying main body parts and body organs
- Conducting patient interviews and understanding a wider variety of possible responses from patients
- Understanding the meanings of the medical terms the physicians and nurses use
- Being confident and competent to explain the situations, procedures, and illnesses to the patients students may encounter in the future
- Being able to translate in a hospital or clinic and/or be able to explain various situations and describe common conditions and ailments to the future Arabic-speaking patients
- Inquiring about areas of pain or problems
- Understanding and naming in Arabic selected human body parts and vital signs
- Conducting appropriate pharmacist/patient introductions and asking fundamental patient-related questions
- Reading medical terms in Arabic with an emphasis on the correct pronunciation
- Using common Arabic phrases and instructions in clinical settings
- Using everyday pharmacy practice terms (common words and phrases) in the Arabic language
- Getting acquainted with Muslim scholars of medicine
- Providing basic instructions regarding a given medication to an Arabic-speaking patient

Although the book focuses on key phrases and vocabulary useful in clinical settings, the cultural component, focusing on Muslim sciences of health and healing, is also emphasized. The science of health and healing is a tradition with roots in the earliest of recorded Arabic or Muslim history. As such, the book is designed to provide students with an in-depth exposure to Muslim scholars of medicine and herbal medicine to enrich their academic background knowledge of Arab or Muslim culture. The traditional herbal medicine is still present to varying degrees throughout the Arab world. The Muslim scholars of medicine covered in the book include Ibn Alashath in Chapter 1, Alzahrawi in Chapter 2, Ibn Alnafis in Chapter 3, Alrazi in Chapter 4, Ibn Albaitar in Chapter 5, Ibn Sina in Chapter 6, and Ibn Aljazar in Chapter 7.

The book is divided into seven chapters. The first section of each chapter presents a bird's-eye view of the main themes to be discussed in the chapter.

Chapter 1 This chapter deals with clinical encounters. This is the point at which transactions between physicians and patients take place. As such, it introduces some essentials about the physical contact between the patient and health care practitioner. It also presents a chart of physicians by specialty and provides a cumulative medical vocabulary that will help students ask and answer questions. Questions about present and medical history, patient chief complaint, patient medical family history, physical examination, medical report, patient profile, referral letters, general treatment, and follow-up are also covered. This chapter also includes a discussion of nutrition and provides comprehension questions about the text. The cultural component focusing on Ibn Alashath as a Muslim physician and his work is also emphasized.

Chapter 2 This chapter aims to present an overview of pediatrics, which is the branch of medicine that involves the medical care of children. It mainly highlights the complications of some illnesses such as asthma, tonsillitis, ear infection, vaccinations, anemia, dental caries, diarrhea, fractures, and headaches. The wide range of topics discussed is very important for students to possess a good basic knowledge and medical terminology about pediatrics. Cumulative vocabulary, comprehension texts, and drills about pediatrics are provided to assess students' understanding. In order to gain a better understanding of medical Arab/Muslim culture, this chapter also focuses on Alzahrawi and his work.

Chapter 3 This chapter focuses on the gastrointestinal tract. It is defined in this chapter as an organ system that takes in food. Cumulative medical vocabulary pertaining to the gastrointestinal tract is provided. Such vocabulary is important for students to develop the knowledge and capabilities required to answer the questions in this chapter. The topics of appendectomy, colonoscopy, medics, kidney dialysis, peptic ulcer, diabetes mellitus, and thyroid gland are covered. A variety of activities are used in this chapter to allow the students to practice the vocabulary, phrases, and questions they learned. Students are also exposed to Muslim medicine presented by Ibn Alnafis and his work.

Chapter 4 This chapter discusses the musculoskeletal system. The discussion of this topic is crucial as the musculoskeletal system provides support and movement for the body. The chapter starts with an overview defining the musculoskeletal system and its types and cumulative medical vocabulary that students can use. The chapter also touches on some diseases such as arthralgia, back pain, spinal disc herniation, and myasthenia gravis. Topics such as physiotherapy and dentistry are also discussed. The chapter provides a variety of activities and drills pertaining to the musculoskeletal system. This chapter also introduces students to Alrazi as a Muslim physician and his contribution to the field of medicine.

Chapter 5 This chapter deals with obstetrics and gynecology. The subspecialty of Obstetrics covers pregnancy, childbirth, and the postpartum period. As for gynecology, it covers the female reproductive system. The chapter mainly concentrates on pregnancy and childbirth, obesity and its influence on women's health, breast cancer, and infertility. The chapter also discusses gingivitis, osteoporosis, and herbal medicine. The discussion of these last topics is important for students to develop the knowledge and capabilities required to answer the questions and activities provided in this chapter. The chapter also highlights the work of the Muslim physician Ibn Albaitar. The chapter closes with a discussion of herbal medicine.

Chapter 6 The focus of this chapter is the cardiovascular system and related issues. More specifically, it starts with a general overview defining the cardiovascular system and providing questions about it to assess students' understanding of the topic. The issues of heart attack, blood pressure, and cardiac catheterization are also examined. We also tried throughout this chapter to get students acquainted with useful medical vocabulary and expressions related to the health care team, the critical care unit, and nursing. The chapter provides a variety of activities and drills to assess the student's understanding of these topics. The life and work of the Muslim scholar Ibn Sina is also covered in this chapter.

Chapter 7 This chapter examines the respiratory system. The overview text at the beginning of the chapter defines the respiratory system as a series of organs responsible for taking in oxygen and expelling carbon. Cumulative medical vocabulary and activities about the overview text are provided to assess the students' understanding of the main topic. This chapter also highlights some diseases related to the respiratory system, such as pneumonia, sleep apnea, laryngitis, and pleural effusion. In consonance with previous chapters, this chapter introduces students to Ibn Aljazar, another Muslim physician. The chapter closes with texts about medical laboratory and dental implant.

Abderrahman Zouhir, PhD
Abdulqadir Abdulkarim, PhD

Cultural competence in health care

The relationship between health care professionals and patients from different cultural backgrounds is often strained by mutual cultural misunderstandings as well as communicative and linguistic barriers. As such, cultural competence is crucial to the delivery of optimal medical care. It is defined as the ability of physicians to effectively deliver health care services that meet the cultural needs of the patients. This includes values, beliefs, religion, customs, and ways of thinking that can impact health-care-seeking behaviors, the explanation of disease and patient compliance, and so forth. Cultural awareness also affects diagnosis and treatment and, therefore, is an effective tool to reduce ethnic health problems and disparities. When culturally sensitive communication is used, patients are likely to experience better health outcomes.

In order to administer the best quality of health care, doctors should understand the cultural backgrounds of the patients and gain cultural competency. Doctors can effectively communicate with patients and engage with them if they understand and appreciate their patients' cultural backgrounds. Cultural misunderstanding can affect the care the doctors try to deliver. The doctor–patient relationship is one in which delicate matters must be discussed with trust and respect. Any misunderstanding and disrespect of the patient's culture can affect this relationship. Asking about patients' culture and ethnic customs helps build trust with patients and improve the doctor–patient relationship. Culture and religion can greatly influence the patients' perspectives about health care. Family and religion are also central to the provision of care. They are described as pivotal to the experience of caring and a significant contributor to the emotional, social, and psychological well-being of the patient. Understanding Islamic belief will help physicians in delivering appropriate health care to Muslim patients as well. Health care providers should understand religious implications, perspectives on family, and privacy concerns. Physicians who understand Muslim religious practices will be better equipped to provide appropriate care to Muslim patients.

Examples of guidelines to provide relevant training on cultural competence and cross-cultural issues to health professionals to reduce administrative and linguistic barriers to patient care include the following:

- Understand the diversity of Arab culture and religion. Arabic countries are religiously, culturally, and ethnically diverse, with Islam being the dominant religion in most countries.
- Arabs have different foods, manners of dresses, political diversity, decorative arts, and architectural styles.
- It is stressful for some Arab/Muslim women to discuss sensitive and intimate topics, such as sexual relationships, with a male care provider. Female patients may require a female doctor.
- It is generally considered respectful in the Arab world to lower one's gaze to the floor when meeting others for the first time.
- Gender is a factor to take into account when choosing how close to sit or stand in the company of others. It is customary for some Arab women and men to maintain a distance when in the same room.
- Request permission before uncovering any part of the body.
- Pious Muslim women may not shake hands with nonrelative men. Pious Muslims may not shake hands with women who are not in their families. They might simply put their hands over their hearts to show respect.
- Arab patients' privacy and modesty must be respected.
- Ramadan is a time of spiritual reflection for Muslims. They abstain from eating, drinking, and sexual relations during daylight. Children, pregnant women, and those with medical conditions are exempt from fasting.
- The left hand in the Arab/Muslim culture is for private use, and as such, it is considered unclean. Use the right hand for medication administration or handing objects to patients.
- Arabs are more homogenous than Westerners in their outlook on life.
- Many family and social practices are cultural; some are pre-Islamic.
- Arabs have a higher regard for tradition.
- Arab beliefs are influenced by religion. (*)

(*) Cf. The cultural gap delivering health care services to Arab American populations in the United States, Aboul-Enein, B. & Aboul-Enein, F. (2010). *Journal of Cultural Diversity*, 17(1), pp. 1–20.

- Cf. Culture and religious beliefs in relation to reproductive health, Arousell, J. & Carlbom, A. (2016). *Best Practice & Research Clinical Obstetrics and Gynecology*, 32, pp. 77–87.

- Cultural competence in the care of Muslim patients and their families, Attum, B., Waheed, & Shamoon, Z (2019). Retrieved October 20, 2019, from www.ncbi. nlm.nih.gov/books/NBK499933/

- Cf. Cultural competencies in emergency medicine: Caring for Muslim-America patients from the Middle East, Ezenkwele, U. & Roodsani, G. (2013). The *Journal of Emergency Medicine*, 45(2), pp. 168–174. http://dx.doi.org/10.1016/j. jemermed.2012.11.077

- Cf. Nurses and Muslim patients: Two perspectives on Islamic culture in the hospital, Del Pino, F. (2017). *Procedia-Social and Behavioral Sciences*, 237, pp. 1131–1137.

- Cf. Caring for patients of Islamic denomination: Critical care nurses' experience in Saudi Arabia, Halligan, P. (2006). *Journal of Clinical Nursing*, 15, 1565–1573.

- Cf. The doctor-patient relationship in different cultures, Macklin, R. (1999), *Against Relativism: Cultural Diversity and the Search of Ethical Universals in Medicine*, pp. 86–107.

- Cf. Opening cultural doors: Providing culturally sensitive healthcare to Arab American and American Muslim patients, Hammoud, M., White, C. B., & Fetters, M. D. (2005). *American Journal of Obstetrics and Genealogy*, 193, pp. 1307–11.

- Cf. Introduction to Healthcare for Arabic-speaking Interpreters and Translators, Ineke H. M. Crezee, Nawar Gailani, and Anna N. Gailani, John Benjamins Publishing Company, Amsterdam, 2016, PP: 23–25.

Chapter 1
Clinical encounter

الفصل الأول

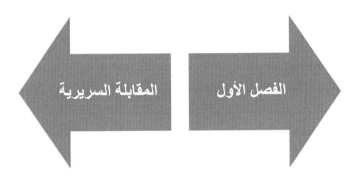

المقابلة السريرية

لائحة بالأطباء حسب تخصصاتهم
Chart of physicians by specialty

1	Allergist	طبيب أمراض الحساسية
2	Anesthesiologist	طبيب التخدير
3	Cardiologist	طبيب الأمراض القلبية
4	Dermatologist	طبيب الأمراض الجلدية
5	Endocrinologist	طبيب أمراض الغدد الصمّاء

6	Gastroenterologist	طبيب أمراض الجهاز الهضمي
7	Geriatrician	طبيب أمراض الشيخوخة
8	Gynecologist	طبيب الأمراض النسائية
9	Hematologist	طبيب أمراض الدم
10	Nephrologist	طبيب أمراض الكلية
11	Neurologist	طبيب الأمراض العصبية
12	Obstetrician	طبيب أمراض الحمل والولادة
13	Oncologist	طبيب أمراض السرطان
15	Ophthalmologist	طبيب أمراض العيون
16	Orthopedist	طبيب أمراض العظام والمفاصل
17	Otolaryngologist	طبيب أمراض الأنف والأذن والحنجرة
18	Pathologist	طبيب علم الأمراض
19	Pediatrician	طبيب أمراض الأطفال
20	Physiologist	طبيب الأمراض النفسية
21	Plastic surgeon	طبيب الجراحة التجميلية
22	Podiatrist	طبيب أمراض القدم
23	Psychiatrist	طبيب الأمراض العقلية
24	Pulmonologist	طبيب الأمراض الرئوية
25	Radiologist	طبيب الأشعة
26	Rheumatologist	طبيب أمراض الروماتيزم
27	Surgeon	الطبيب الجراح
28	Urologist	طبيب الأمراض البولية والتناسلية

نظرة عامة

Overview

يعرض فصل المقابلة السريرية موضوعات متعددة تضم سيرة حياتية موجزة لأحد الأطباء العرب القدماء الذين اشتهروا في ميدان العلوم الطبية والعناصر الطبية الأساسية لمقابلة المريض من حيث شكواه الرئيسية وتاريخه الطبي الحالي وتاريخه الطبي السابق فضلا عن تاريخ المريض العائلي.. أمّا ملف المريض الشخصي فإنه يوضح علاقات المريض مع المجتمع ونمط حياته في العيش من حيث نشاطاته المتنوعة أثناء أوقات الفراغ ونظام التغذية ونمط النوم ومهارات التأقلم والصورة الذاتية له.

تعتبر تلك البيانات ضرورية لحالة المريض الصحية من قمة رأسه حتى أخمص قدميه من أجل تشخيص صحيح قبل البدء بإجراءات طبية أخرى كالتحاليل والأشعة والعلاجات اللازمة.

يتضمن هذا الفصل أيضاً لائحة بتخصصات الأطباء باللغةالإنجليزية ومقابلاتها بالعربية, لتسهيل عمليات التواصل أثناء مراجعات المرضى للأطباء في العيادات والمراكز الصحية والمستشفيات.

إن التطبيقات العملية لهذا الفصل تشتمل على تمرينات متنوعة للمهارات في الميدان الصحي كالأعراض المرضية والصيدليات والأدوية ورسالة الإحالة التي يوجهها طبيب العائلة إلى الطبيب الاختصاصي إذا اقتضت حالة المريض الصحية والتقرير الطبي وطبيعته وغيرها..

Drill 01

- **Rearranging words into sentences**

إعادة ترتيب كلمات الجمل

Unscramble the words in each set to form meaningful sentences and write them in the cells provided. Pay special attention to **the overview text** for greater accuracy in your answer.

1	موضوعات	السريرية	المقابلة	يحتوي	متعددة	على	فصل
2	على	الشخصي	طاولة	ملف	المريض	المكتب	
3	الأطباء	الفصل	بأسماء	يتضمن	هذا	لائحة	
4	هذه	ضرورية	تعتبر	المريض	لحالة	البيانات	
5	العملية	الفصل	التطبيقات	جداً	لهذا	مهمة	

المفردات التراكمية لنص نظرة عامة

Cumulative vocabulary of overview text

Display	يعرض	1
Clinical interview	المقابلة السريرية	2
Multiple topics	موضوعات متعددة	3
Field	حقل	4
Medical sciences	العلوم الطبية	5
Elements	عناصر	6
Essential	أساسي	7
Patient complaint	شكوى المريض	8
Patient medical history	تاريخ المريض الطبي	9
Patient profile	ملف المريض	10
Lifestyle	نمط الحياة	11

Diet	نظام التغذية	12
Coping	التَأَقلم	13
Self-image	الصورة الذاتية	14
Information	بيانات	15
Patient condition	حالة المريض	16
Diagnosis	تشخيص	17
Visiting	مراجعة	18
Skills	مهارات	19
Signs and symptoms	الظواهر والأعراض	20
Pharmacies	الصيدليات	21
Medication	الأدوية	22
Specialist physician	طبيب اختصاصي	23
Practitioner	ممارس	24
Healthy	صحي	25

أعضاء جسم الإنسان

Human body parts

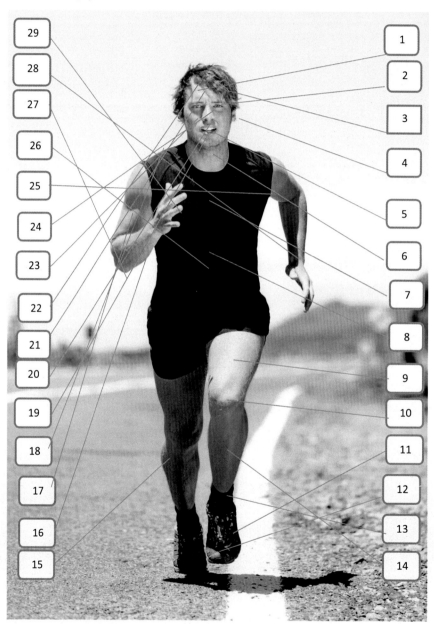

Figure 1.1 A man jogging on a country road

المفردات التراكمية لأعضاء جسم الإنسان

Cumulative vocabulary of human body parts

1	Forehead	جبهة/ جبين
2	Eye	عين
3	Hair	شعر
4	Ear	أذن
5	Mouth	فم
6	Neck	رقبة
7	Chest	صدر
8	Abdomen	بطن
9	Thigh	فخذ
10	Kneecap	رَضْفَة
11	Foot	قدم
12	Toe	إصبع القدم
13	Ankle	كاحل
14	Shin	ساق
15	Calf	عضلة الرجل
16	Forearm	ساعد
17	~~Upper~~ arm Ulna	زَنْد عظم الزَّنْد
18	Shoulder	كتف
19	Lip	شفة

20	Teeth	أسنان
21	Eyebrow	حاجب
22	Head	رأس
23	Cheek	خد
24	Nose	أنف
25	Armpit	إبط
26	Navel	سرَّة
27	Elbow	مرفق
28	Wrist	رُسْغ اليد / مَعْصَم اليَد
29	Finger	إصبع اليد

الهيكل العظمي للإنسان

Human skeleton

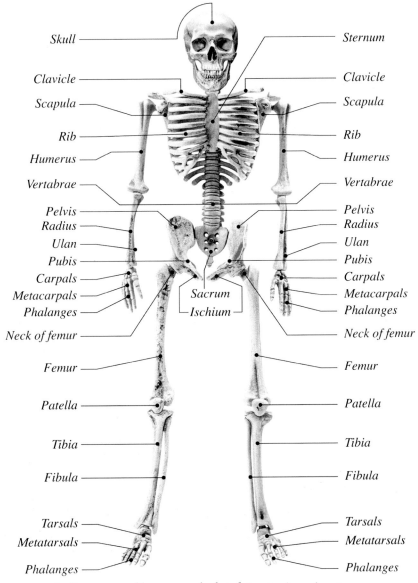

Skull — — Sternum

Clavicle — — Clavicle

Scapula — — Scapula

Rib — — Rib

Humerus — — Humerus

Vertabrae — — Vertabrae

Pelvis — — Pelvis

Radius — — Radius

Ulan — — Ulan

Pubis — — Pubis

Carpals — — Carpals

Metacarpals — — Metacarpals

Phalanges — — Phalanges

Sacrum

Ischium

Neck of femur — — Neck of femur

Femur — — Femur

Patella — — Patella

Tibia — — Tibia

Fibula — — Fibula

Tarsals — — Tarsals

Metatarsals — — Metatarsals

Phalanges — — Phalanges

Figure 1.2 A diagram of human skeletal (anterior view)

المفردات التراكمية للهيكل العظمي للإنسان

Cumulative vocabulary of human skeleton

1	Skull	جُمْجُمَة
2	Clavicle (collarbone)	عظم التَرْقُوَة
3	Sternum (breastbone)	عظم القص (عظم الصدر)
4	Scapula (shoulder blade)	عظم الكتف
5	Rib	ضِلْع / أضلاع
6	Humeral bone	عظم العَضُدْ upper arm = عَضُد
7	Vertebrae	فقرة
8	Pelvis bone	عظم الحوض
9	Radius	عظم الساعد (الذراع)
10	Ulna (ulnar bone)	عظم الزَنْد
11	Sacrum	عظم العجز
12	Carpal (carpal bone)	عظم الرسغ
13	Metacarpals (metacarpal bones)	عظام المشط
14	Phalanges (bones of fingers)	عظام أصابع اليد
15	Neck of femur	عنق عظم الفخذ
16	Femoral bone (thighbone)	عظم الفَخذ

17	Patella (kneecap)	الرَضْفَة (عظم رأس الركبة)
18	Tibia (shinbone)	عظم الساق
19	Fibula	عظم الساق الخارجي
20	Tarsal (heel bone, anklebone)	عظم الكعب (الكاحل)
21	Metatarsal bones (bones of toes)	عظام أصابع القدم
22	Ischium (hipbone)	عظم الورك
23	Spine	العمود الفقري

ابن الأشعث

Ibn Alashath

٩٠٠م–٩٧١م

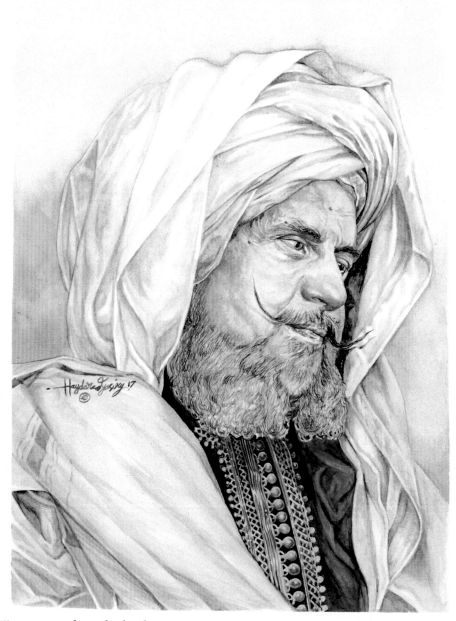

Figure 1.3 Ibn Alashath

هو أحمد بن محمد بن أبي الأشعث وكنيته أبو جعفر طبيب ولد عام 900م ونشأ في مدينة الموصل العراقية وأقام فيها حتى وفاته عام 971م.

يَعُدُّ المؤرخون ابن الأشعث من أوائل الأطباء المسلمين الذين قدموا بحوثاً وشروحاً نظرية وعملية لـ 16 كتاباً من كتب جالينوس Galen (*) في الطب تدل على مقدرة وبراعة ومهارة هذا الطبيب في الصناعة الطبية حيث قام بتفصيل أبوابها وتقسيمها ووضعها في مستويات طلاب العلوم الطبية لتسهيل الرجوع إليها والإفادة منها. من أشهر كتبه:

1. كتاب الأدوية المفردة
2. كتاب الجُدَري والحصبة والحميقاء
3. كتاب في القولنج وأصنافه ومداواته
4. كتاب في البَرَص والبهق ومداواتهما
5. كتاب في الصَرْع
6. كتاب تركيب الأدوية
7. كتاب أمراض المعدة ومداواتها
8. كتاب البرسام عن التهاب الغشاء المحيط بالرئة
9. كتاب السرسام عن مرض التهاب السحايا
10. كتاب الغاذي والمغتذي (*)

(*) بتصرف من المراجع:

- الأعلام ـ خير الدين الزركلي ، دار العلم للملايين ، بيروت ـ لبنان ، الطبعة الخامسة عشرة 2002م 209/1
- أعلام المبدعين من علماء العرب المسلمين ـ علي عبد الفتاح مكتبة ابن كثير ـ دار ابن حزم ، الكويت ـ حولي الجزء الأول ، الطبعة الأولى 2010م 1/ 830–831
- معجم العلماء العرب - باقر أمين الورد المحامي ، الجزء الأول ، راجعه الأستاذ كوركيس عواد عالم الكتب مكتبة النهضة بيروت ـ لبنان الطبعة الأولى 1986م 38/1

- موسوعة علماء العرب والمسلمين دكتور محمد فارس - المؤسسة العربية للدراسات والنشر بيروت ـ لبنان دار الفارس للنشر والتوزيع الطبعة الأولى 1993م ص18
- Galenus, better known as Galen, was a well-known Greek physician and philosopher.

Drill 02

- **Interactive practice**

ممارسة تفاعلية

Complete the following sentences by inserting the appropriate words or phrases from **the Ibn Alashath text**.

1 هو أحمد بن . . . . وكنيته أبو جعفر طبيب ولد عام 900م ونشأفيمدينة . . . . .العراقية.
2 تدل على مقدرة . . . . هذا الطبيب في . . . .
3 حيث قام بتفصيل أبوابها وتقسيمهاً ووضعها في . . . . الطبية.
4 من أشهر كتبه في الطب كتاب الأدوية . . . . وكتاب الجدري . . . .
5 يعد المؤرخون ابن الأشعث من . . . . المسلمين الذين قدموا بحوثاً وشروحاً . . . . وعملية لـ 16 كتاباً من . . . . جالينوس في الطب.
6 كتاب في . . . .

ومداواتهما .

7   كتاب أمراض . . . .

. . . .

. . . .

ومداواتها .

أخذ التاريخ الطبي

Medical history-taking

هو أخذ السيرة المرضية للمريض قبل البدء بالمعاينة والفحص السريري والتشخيص ووصف العلاجات اللازمة. هذه السيرة هي ما يتحدث به المريض عن أموره الصحية وأعراض الآلام والشكاوى المرضية.

يقوم الطبيب المعالج بملاحظة ما يقصه المريض عن حالته الصحية من خلال مجموعة من الأسئلة المرتبة التي يوجهها الطبيب للمريض من أجل الوقوف الدقيق على بدايات المرض ومراحله.

تشمل السيرة المرضية للمريض ما يلي:

1   Patient past medical history   تاريخ المريض الطبي السابق
2   Patient present medical history   تاريخ المريض الطبي الحالي
3   Patient medical family history   تاريخ المريض الطبي العائلي
4   Patient profile (also call psychosocial history, social history) ملف المريض

- Patient lifestyle نمط حياة المريض
- Leisure activities نشاطات أوقات الفراغ
- Diet نظام التغذية
- Sleep pattern نمط النوم
- Coping skills مهارات التأقلم
- Self-image الصورة الذاتية

هذه العناصر هي مجموعة من البيانات والمعلومات الصحية المهمة للمريض سواء منها ما يتعلق به شخصياً أو ما يخص أسرته التي انحدر منها ويتعداها إلى جمع بيانات عن البيئة التي اختارها وقناعاته الشخصية وطبيعة حياته اليومية من حيث عمله وساعاته وعلاقاته مع الآخرين ونظام التغذية وأنشطته المتنوعة في الميادين الرياضية والاجتماعية والثقافية والعلمية حيث أن لكل ذلك علاقة مهمة في تقييم الوضع الصحي للمريض وتسهيل عمليات التشخيص والمعالجة الطبية (*).

(*)

- Cf. Textbook of Physical Diagnosis: History and Examination, Mark H. Swartz, 6th edition, Saunders, New York, 2009, PP: 26–27.
- Cf. The Medical Interview, John L. Coulehan and Marian R. Block, F. A. Davis Company, London, 2006, PP: 87–91.
- Cf. The Clinical Encounter: A Guide to the Medical Interview, 2nd edition J. Andrew Billings and John D. Stoeckle, Mosby, London, 1998, PP: 12–57.

Drill 03

- **Comprehension**

الاستيعاب

- Read **the medical history-taking text** carefully, and then answer in Arabic the following English questions.

1. What is the medical history of the patient?
2. How is the patient's medical history taken?
3. List three types of medical history for the patient.
4. What are the elements of the patient's file?
5. Is medical history important in assessing the patient's health status?

لقاء المريض

Meeting the patient

يعد لقاء المريض موضوعاً بالغ الأهمية بالنسبة للطبيب حيث يمثل مفتاح العلاقة بينه وبين المريض سواءٌ كانت هذه العلاقة رسمية أم

غير رسمية. وتعتبر نتائجها من المرتكزات الأساسية في ميدان الرعاية الصحية حيث تساعد على دقة التشخيص ودقة التقييم ومعرفة المريض لطبيعة حالته المرضية التي يعاني منها والامتثال للنصائح والتوجيهات الطبية.

هذه العلاقة يجب أن تراعى فيها الأخلاقيات الطبية الاحترافية والمحافظة على خصوصيات المرضى واحترامهم وعدم امتهان كراماتهم وتعزيز الثقة المتبادلة بين الطرفين.

بمرور الزمن واستمرار الرعاية الصحية تصبح هذه العلاقة أكثر سهولة ومرونة مما تساعد على حل كثير من المشكلات المرضية بالإضافة إلى أنها تمنح الطبيب فرصة جيدة لكي يشرح للمريض ما يتعلق بمرضه ومناقشة خيارات العلاج والفحوصات معه لاتخاذ القرار المناسب.

إن لقاء المريض بالطبيب ترافقه مجموعة من البيانات الشخصية والمعلومات الطبية وكل ما يتعلق بتاريخ المريض الطبي وتشتمل على:

- تاريخ المريض الطبي السابق
- تاريخ المريض الطبي الحالي
- تاريخ المريض الطبي العائلي
- ملف المريض أو ما يسمى بالتاريخ الاجتماعي

يتم اللقاء بين المريض والطبيب من خلال توجيه الطبيب مجموعة من الأسئلة للمريض من أجل التعرف على معاناته وتشخيص مرضه. الأسئلة التي يوجهها الطبيب لمريضه على نوعين:

- أسئلة ذات نهايات مفتوحة Open-ended questions (nondirective)
- أسئلة ذات نهايات مغلقة Close-ended questions (directive)

يفضل بعض الأطباء الأسئلة ذات النهايات المفتوحة في بداية اللقاء مع المريض كما ينصحون بأن يعطى المريض فرصة كافية لشرح مشكلته المرضية حسب تسلسلها الزمني قبل توجيه سؤال آخر له. (*)

(*)

- Cf. Textbook of Physical Diagnosis: History and Examination, 6th edition, Mark H. Swartz, Saunders, New York, 2009, P: 10: "The secret of effective interviewing lies in the art of questioning. The wording of the question is often less important than the tone of voice used to ask it. In general, questions that stimulate the patient to talk freely are preferred."

Open-ended questions, as Swartz (PP: 10–11) mentions, "[a]re used to ask the patient for general information. This type of question is most useful in beginning the interview," He adds: "An open-ended question allows the patient to tell his or her story spontaneously and does not presuppose a specific answer." The following are examples of both types of questions:

- Open-ended questions:

  - What kind of problem are you having?
  - How can I be of assistance to you today?
  - How was your health before your stomachache?

- Close-ended questions:

  - What can I do for you today?
  - Where does it hurt?
  - How long have you felt it?

- Cf. The Medical Interview, Steven A. Cole and Julian Bird, Mosby, London, 2000, PP: 23–25.
- Cf. The Medical Interview, C. Knight Aldrich, The Parthenon Publishing Group, New York, 1999, PP: 22–23.
- Cf. The Medical Interview, John L. Coulehan and Marian R. Block, F. A. Davis Company, London, 2006, PP: 3–15.
- Cf. The Clinical Encounter: A Guide to the Medical Interview, 2nd edition, J. Andrew Billings and John D. Stoeckle, Mosby, London, 1998, PP:12–38.

Drill 04

- **Building reading skills**

تعزيز مهارة القراءة

  - Read the **meeting the patients text**, and then answer the questions that follow in Arabic.

1 How important is meeting the patient? Give examples.
2 What should a doctor take into consideration when interviewing patients?
3 Is the relationship between doctor and patient important? How do you explain it?
4 What type of data should be taken from the patient?
5 How can the patient medical history be obtained?
6 What kind of preferable questions that certain clinicians prefer to be addressed to the patient?

شكوى المريض الرئيسية

Patient chief complaint (CC)

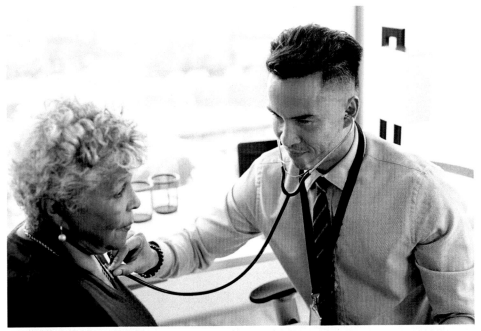

Figure 1.4 A doctor examining senior female

شكوى المريض الرئيسية هي بيان الظواهر والأعراض المرضية التي حدثت للمريض وسببت له إعاقة في تأدية أعماله أو قلقاً يؤثر على حياته اليومية وهي التي جعلت المريض يراجع الطبيب من أجل معرفتها وتشخيصها وعلاجها ، مثل آلام الظهر وآلام الصدر وآلام البطن وضيق التنفس والكسور وغيرها.

تمثل شكوى المريض الرئيسية ما يشعر به المريض لحظة تواجده في عيادة الطبيب أو المركز الطبي أو المستشفى. يبدأ الطبيب بطرح أسئلته على المريض أثناء اللقاء به مثل:

- متى بدأت أعراض هذه الظاهرة عندك؟
- هل حدثت هذه الأعراض معك سابقاً أم أنها المرة الأولى؟
- هل كانت مستمرة أم متقطعة؟
- هل كانت منتظمة أم غير منتظمة؟
- هل يستمر الألم عندك لدقائق معدودة أو لساعات أو لأيام أو لأسابيع؟
- هل لاحظت بعض التغيرات على وضعك الصحي؟ ماهي؟
- هل أخذت بعض الأدوية والعلاجات قبل مجيئك للعيادة؟ ما هي؟

بعد ذلك يبدأ الكشف السريري الذي يقرر فيه الطبيب أن الحالة قد تحتاج إلى تحاليل مختلفة وأشعة قبل وصف العلاجات اللازمة أو أنها تتطلب إحالة المريض إلى الطبيب المختص لعلاج حالته المرضية أو أنها تحتاج لوصف بعض العلاج لفترة من الزمن ثم إعادة الفحوصات مرة ثانية للتأكد من شفاء المريض التام(*).

(*) Cf. The Medical Interview, John L. Coulehan and Marian R. Block, F. A. Davis Company, London, 2006, P: 48.
- Cf. The Medical Interview, Steven A. Cole and Julian Bird, Mosby, London, 2000, PP: 68–69.
- Cf. The Clinical Encounter: A Guide to the Medical Interview, 2nd edition, J. Andrew Billings and John D. Stoeckle, Mosby, London, 1998, PP: 38–46.

Drill 05

- **Comprehension**

الاستيعاب

- Read **the patient chief complaint text** carefully, and then with a classmate, determine whether each of the following seven statements or questions is true or false. Confirm your answers with another classmate.

		True صحيح	False خطأ
1	The main complaint of the patient is a statement of symptoms and signs.		
2	The main complaint of the patient is not what the patient feels when meeting the physician.		
3	The main complaint of the patient includes back pain, chest pain, abdominal pain, dyspnea, fractures, etc.		
4	When did the symptoms of this phenomenon begin? The clinician asked.		
5	Was it continuous or intermittent? The nurse asked.		
6	Have you noticed some changes to your health status? The pharmacist said.		
7	Have you taken some medicines and treatments before you come to the clinic? The medical practitioner (MD) said.		

Drill 06

- **Mix and match**

امزج وماثل

- Match each word in column A with an appropriate word from column B to make meaningful phrases, and then write them in column C. Write their English equivalents in column D.

Column D	Column C			Column B	Column A
		1		الدودية	الحالب
		2		البطن	الكلية
		3		الرأس	الزائدة
		4		البصر	آلام
		5		اللوزتين	صداع
		6		اليسرى	ضعف
		7		الأيمن	التهاب

Drill 07

• **Multiple choice**

خيارات متعددة

• Fill in the blanks with the appropriate word from those given in cells A, B, and C. Demonstrate all aspects of agreement.

A	B	C		
الباطنية	الصيدلية	المستشفى	حجزت موعداً مع طبيب الأمراض	1
المرارة	العينين	الذراعين	غداً ستجري جدتي عملية استئصال	2
صداع	آلام	إسهال	يشكو ولدي روبرت من .... في أذنه اليسرى.	3

		A	B	C
4	ستلد زوجتي بعد أسبوعين حسب ستلد زوجتي بعد أسبوعين حسب تقرير طبيبة الأمراض ر طبيبة الأمراض	العصبية	القلبية	النسائية
5	أنفي مسدود و .... بصعوبة.	آكل	أضحك	أتنفس
6	خذ هذه الوصفة الطبية واستخدم .... لمدة 3 أسابيع.	الأسنان	اللسان	الدواء
7	الضرس التالف .... العلوي في الضرس التالف في .... العلوي.	البطين	الفك	الأطراف

تاريخ المريض الطبي السابق

Patient past medical history

تاريخ المريض الطبي السابق هو مجموعة المعلومات الصحية السابقة للمريض منذ ولادته وطفولته والتطعيمات التي أخذها حتى فترة نضوجه ونموه الجسمي مع بيان العمليات الجراحية التي خضع لها وإصابات الحوادث والمشاكل النفسية والعاطفية ونظام التغذية والنوم والعلاجات التي أخذها.

قد تأخذ الأسئلة التي توجه للمريض في هذا السياق الشكل التالي:

- كيف كانت صحتك قبل زيارتك اليوم للعيادة؟
- هل سبق أن تعرضت لحوادث خطيرة؟
- هل لديك حساسية تجاه أدوية معينة؟
- هل تم نقل دم إليك في حياتك السابقة؟
- هل أخذت كل التلقيحات اللازمة في طفولتك؟
- هل أدخلت المستشفى لحالة طارئة أو إجراء عملية جراحية؟
- هل لديك مشاكل بالنوم؟
- هل لديك أمراض مزمنة؟
- هل تعاني من مشاكل قلبية؟
- هل كنت من المدخنين أو المدمنين على الشرب أو أشياء أخرى؟
- هل كنت تعاني من مشاكل نفسية وعصبية؟
- هل تعاني من مرض السكري أو ضغط الدم أو غيرها من الأمراض؟
- ما هو نظام التغذية الذي تتبعه في حياتك اليومية؟

هذه الأسئلة وغيرها تشكل معلومات مهمة في المعاينة والتشخيص وتضم إلى سجل المريض الطبي للإفادة منها في المستقبل حين يراجعهم المريض لحالة مرضية معينة. (*)

(*) Cf. Textbook of Physical Diagnosis: History and Examination, 6th edition, Mark H. Swartz, Saunders, New York, 2009, P: 19.
- Cf. The Medical Interview, Steven A. Cole and Julian Bird, Mosby, London, 2000, P: 87.
- Cf. The Clinical Encounter: A Guide to the Medical Interview, 2nd edition, J. Andrew Billings and John D. Stoeckle, Mosby, London, 1998, PP: 45–50.

Drill 08

- **Reading strategy – interacting with the text**

  استراتيجية القراءة ـ التفاعل مع النصّ

  - Read the following excerpts from **the patient past medical history text**, and then organize them chronologically.

1 قد تأخذ الأسئلة التي توجه للمريض في هذا السياق الشكل التالي.
2 تاريخ المريض الطبي السابق هو مجموعة المعلومات الصحية السابقة للمريض منذ ولادته وطفولته والتطعيمات التي أخذها حتى فترة نضوجه ونموه الجسمي.
3 هذه الأسئلة وغيرها تشكل معلومات مهمة في المعاينة والتشخيص وتضم إلى سجل المريض الطبي.
4 هل تعاني من مشاكل قلبية؟
5 هل تعاني من مرض السكري أو ضغط الدم أو غيرها من الأمراض؟

تاريخ المريض الطبي الحالي

Patient present medical history

تاريخ المريض الحالي هو مجموعة الأعراض والظواهر المرضية التي يعاني منها المريض أثناء زيارته لعيادة الطبيب من أجل المعاينة والتشخيص والعلاج.
يمثل ذلك التاريخ في جوهره شكوى المريض الرئيسية منذ اللحظة التي شعر بالتغيرات الصحية تطرأ على جسمه وحتى لحظة تواجده في العيادة.
قد تكون الأسئلة التالية هي بعض ما يوجهها الطبيب إلى المريض بالإضافة إلى أسئلة أخرى من أجل التشخيص.

- هل تعاني من الألم الآن وفي أي مكان بالضبط؟
- هل هذا الألم مفاجئ أم كنت تعاني منه منذ فترة زمنية سابقة؟
- كيف لهذا الألم أن يؤثر في حياتك اليومية؟
- هل من الممكن أن تشرح لي طبيعة الألم الذي تعاني منه؟
- هل من الممكن أن تعطيني صورة أكثر تفصيلاً؟
- أي شيء آخر تشعر به غير هذا الألم؟
- ما هو نوع الألم الذي تشعر به؟
- متى يبدأ معك الألم؟
- هل يأتي إليك الألم ويختفي؟

هذا بالإضافة إلى أسئلة أخرى يمكن للطبيب توجيهها من أجل الوصول إلى التشخيص الطبي الصحيح. (*)

Cf. Textbook of Physical Diagnosis: History and Examination, 6th edition, Mark H. Swartz, Saunders, New York, 2009, P: 18.
- Cf. The Medical Interview, C. Knight Aldrich, The Parthenon Publishing Group, New York, 1999, PP: 53–54.
- Cf. The Clinical Encounter: A Guide to the Medical Interview, 2nd edition, J. Andrew Billings and John D. Stoeckle, Mosby, London, 1998, PP: 38–46.

Drill 09

- **Reading strategy – interacting with the paragraph**

استراتيجية القراءة ـ التفاعل مع النصّ

- Read the following excerpts from **the patient present medical history text**, and then organize them chronologically.

1 هذا بالإضافة إلى أسئلة أخرى يمكن للطبيب توجيهها من أجل الوصول إلى التشخيص الطبي الصحيح.

2 تاريخ المريض الحالي هو مجموعة الأعراض والظواهر المرضية التي يعاني منها المريض أثناء زيارته لعيادة الطبيب.

3 ما هو نوع الألم الذي تشعر به؟

4 قد تكون الأسئلة التالية هي بعض ما يوجهها الطبيب إلى المريض.

5 هل هذا الألم مفاجئ أم كنت تعاني منه منذ فترة زمنية سابقة؟

تاريخ المريض الطبي العائلي

Patient medical family history

تاريخ المريض الطبي العائلي هو سجل متكامل بكافة المعلومات الطبية عن أفراد عائلة المريض قد تصل إلى ثلاثة أجيال من الأطفال والإخوة والأخوات والوالدان والأعمام والعمّات والأخوال والخالات والأجداد والجدّات.

إن السبب وراء تقصّي تاريخ المريض الطبي العائلي يكمن في أنّ السلسلة العائلية تشترك في كثير من الجينات الوراثية والعوامل البيئية المحيطة وأنماط العيش اليومي. هذه المعلومات تفيد الطبيب المعالج بتقدير الأمراض المستقبلية التي تنتظر المريض.

إن تاريخ المريض الطبي العائلي يعرّف الطبيب المعالج بكل ما يتعلق بالبيانات والمعلومات الصحية لعائلة المريض الأحياء منهم أو الأموات خصوصاً ما يتعلق منها بالأمراض الوراثية واتجاهاتها بشجرة العائلة والتي يمكن أن تكون لها علاقات بما يعاني منه المريض من مشاكل صحية. عند أخذ التاريخ الطبي العائلي للمريض يجب التأكيد على بيانات أفراد العائلة الذين صلتهم بالمريض من الدرجة الأولى كالوالدين والأخوات والإخوة فإذا كانوا أمواتاً يجب تسجيل أعمارهم وأسباب وفياتهم وعلى الطبيب المعالج أن يحدد ما إذا كانت الأمراض العائلية ذات تأثير على صحة المريض نفسياً.

قد تشمل الحالات المرضية في سلسلة تاريخ المريض الطبي العائلي:

- ارتفاع ضغط الدم Hypertension
- مرض السكري Diabetes
- فقر الدم المنجلي Sickle cell disease

أوغيرها من الأمراض التي تشكل نسباً متباينة في الحدوث عند المريض مثل تواجد المرض عند الآباء والأمهات والأجداد أو إصابات الإخوة والأشقاء بها والتي يعاني منها الأبناء. هذه ليست مؤكدة عند جميع المرضى الذين لديهم تاريخ عائلي فيه أمراض معينة كالتي ذكرناها أو أخرى غيرها.

وأهمية التاريخ المرضي للعائلة تتركز فيما إذا كان هذا التاريخ يضع فرص الاحتمال للإصابة مثلاً بمرض السرطان أو أمراض أخرى وبذا فإن الأطباء ينصحون بإجراء الفحوصات والتحليلات بين فترة وأخرى تحسباً للإصابة بها.(*)

(*) Cf. The Medical Interview, John L. Coulehan and Marian R. Block, F. A. Davis Company, London, 2006, P: 78.

- Cf. The Clinical Encounter: A Guide to the Medical Interview, 2nd edition, J. Andrew Billings and John D. Stoeckle, Mosby, London, 1998, PP: 55–57.

Drill 10

- **Mapping**

الرسم الخرائطي

- Complete the illustration of the selection by filling in three medical terms used in **the patient medical family history text** in Arabic and their English equivalents.

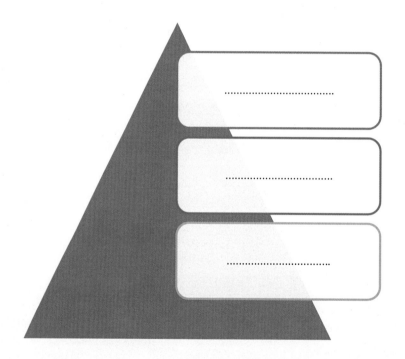

ملف المريض

Patient profile

(also called psychosocial history or social history)

يعتبر ملف المريض من العناصر المهمة في قاعدة معلومات المريض لأنّها تخص حياة المريض وتؤثر بفاعلية في عملية الاستنباط التي

تساعد الطبيب كثيراً في تشخيص الحالات المرضية. يشمل ملف المريض العناصر التالية:

- Patient lifestyle نمط حياة المريض
- Leisure activities نشاطات أوقات الفراغ
- Diet نظام التغذية
- Sleep pattern نمط النوم
- Coping skills مهارات التأقلم
- Self-image الصورة الذاتية (النواحي النفسية والحالات العاطفية)

تكتسب هذه العناصر أهميتها من خلال ارتباطها بشكل مباشر أو غير مباشر في أسباب بعض الأمراض وطرق علاجها وخصوصاً منها ما يتعلق بالحالات الاجتماعية كالزواج والطلاق والعزوبية وعلاقاتها بالأمراض ومواجهة الآلام والسيرة المهنية وطبيعة عمله ومعرفة الأخطار المحتملة والظروف الصحية للعمل مما قد يؤثر على صحة المريض الجسدية والنفسية حسب طبيعة مهنته إن كانت زراعية أو صناعية أو مكتبية.

يشمل ملف المريض كذلك على نظام غذاء المريض من حيث اختيار الأطعمة الصحية ومراعاة كميات الدهون والكربوهدرات المكررة فيها والابتعاد عن الأطعمة المصنعة وتناول الفواكه والخضروات وسواها ونشاطات أوقات الفراغ كالقيام بالتمارين الرياضية المختلفة والقدرة على التأقلم مع المجتمع والتكيف مع ضغوط الحياة التي يمكن أن يتعرض لها المريض وتؤثر على ما يصيبه من أمراض وعادات النوم والراحة.

عموماً فإن نمط الحياة المتوازن يؤكد على صحة وعافية الفرد الجيدة.(*)

تختلف نوعية الأسئلة التي يوجهها الطبيب إلى المريض بخصوص هذه الحالات ونذكر منها فيما يلي بعض النماذج وهي مما يمنح الطبيب المعالج فرص مثمرة في التشخيص والمعالجة:

- هل تستطيع أن تعطيني نبذة مختصرة عنك كشخص من حيث علاقاتك مع المجتمع؟

• ما هو شكل نظامك الغذائي؟
• كيف تقضي أوقات فراغك؟
• ما هي طبيعة عملك ؟
• هل تعمل في الليل أم في النهار؟
• كم مضى عليك وأنت تمارس هذا العمل؟
• في أي وقت تذهب للنوم؟
• هل تعاني صعوبة في النوم؟
• هل تعاني من الأرق؟
• ما هي الهوايات التي تمارسها؟
• هل سكنت أو تسكن حالياً قرب معامل صناعية؟
• هل تدخن؟ ما هو معدل ما تدخنه في اليوم الواحد؟

وهذه أيضاً بعض نماذج الأسئلة باللغة الإنجليزية:

• How many packs of cigarettes do you smoke per day?
• When did you begin working, and what kind of jobs have you held?
• How would you describe your current financial status?
• How often do you feel tense?
• How safe do you think it is for you to exercise?
• How was discipline handled in your home as a child?
• How would you describe your relationship with your spouse?
• Did you do well academically?
• How much time do you spend each day at a computer?
• What type of outdoor activities do you participate in golfing, a team sport, gardening, and others?
• How do you see your personality?
• How much do you like yourself?
• How much do you think that others like you?
• Do you think that lifestyle adaptations are often essential to ensure health and wellness?
• Does a healthy lifestyle, in your perspective, include a reasonable balance between work, rest, fun, and diet?

(*) Cf. The Medical Interview, John L. Coulehan and Marian R. Block, F. A. Davis Company, London, 2006, P: 87. The authors indicate that "[t]he patient profile, also called the social history, is the part of the medical interview in which we attempt to learn about the patient as a person. Illness is not only disordered pathophysiology; illness happens to a person and involves changes in the person's feelings and abilities."

- Cf. The Medical Interview, Steven A. Cole and Julian Bird, Mosby, London, 2000, P: 96, The authors say that "[t]he patient profile represents the physician's understanding of a patient's uniqueness as a person. This generally includes three domains: 1. Interpersonal relationships . . . 2. Leisure activities. 3. Other factors . . ."
- Cf. Textbook of Physical Diagnosis: History and Examination, 6th edition, Mark H. Swartz, Saunders, New York, 2009, PP: 25–31.
- Cf. The Clinical Encounter: A Guide to the Medical Interview, 2nd edition, J. Andrew Billings and John D. Stoeckle, Mosby, London, 1998, PP: 50–54, 65, 126, 133, 142.

Drill 11

- **Writing skill**

مهارة الكتابة

- Choose 12 words you like from **the patient profile text**, and then write them in the following provided cells.

	9		5		1
	10		6		2
	11		7		3
	12		8		4

الفحص السريري

Physical examination

(medical examination or clinical examination or checkup)

الفحص السريري أو الفحص الجسمي أو البدني هو ما يجريه الطبيب للمريض بعد الانتهاء من أخذ التواريخ الطبية للمريض من أجل التشخيص الصحيح لما يعاني منه المريض ووصف العلاجات اللازمة له.

يستخدم الطبيب في الفحص السريري عادة بعض الأدوات الطبية المساعدة كالسمّاعة الطبية

Stethoscope ومطرقة المنعكسات Reflex hammer لفحص ردة الفعل العصبي وقد يستخدم عمليات الطرق بأصابعه Percussion على مناطق محددة من جسم المريض لتقييم حالات الصدر والبطن أو الجس Palpation لتحسس مناطق مهمة من جسم المريض مثل جس النبض أو تحسس الغدد اللمفاوية وغيرها. إلى جانب ذلك هناك الفحص الوظيفي للمريض من خلال تحريك بعض أعضاء الجسم كالأطراف أو الطلب من المريض القيام بالمشي أو سواه من أجل ملاحظة التغيرات غير الطبيعية على حالة المريض.

على الرغم من التقدم التكنولوجي الهائل في الميدان الطبي في تشخيص وعلاج الأمراض إلاّ أن الفحص السريري مازال يشكل بداية مهمة وأساسية في الفحوصات الطبية وكلماً كان الفحص السريري دقيقاً فإن ذلك يجنب المريض التعرض لفحوصات أخرى لما فيها من إزعاجات بدنية ونفسية ونفقات طبية ومالية.

لكنه على الرغم من أهمية الفحص السريري الأولي للمريض فإنه لا يمكن أن يكون بديلاً عن التقنيات الطبية الحديثة التي تساعد في عمليات التشخيص وتأشير العلاجات اللازمة بدقة وفاعلية.(*)

(*) Cf. Textbook of Physical Diagnosis: History and Examination, 6th edition, Mark
      H. Swartz, Saunders, New York, 2009, PP: 129–131.

Drill 12

- **Reading skills**

مهارة القراءة

- Improve your ability by means of reading each of the following
  structures, A, B, C, D, and E, from **the physical examination text**
  three times before proceeding to the next one; then read all of A,
  B, C, D, and E together until you feel competent.

الفحص السريري هو ما يجريه الطبيب للمريض.	A
يستخدم الطبيب في الفحص السريري عادة بعض الأدوات الطبية المساعدة.	B
قد يستخدم الطبيب عمليات الطرق بأصابعه على مناطق محددة من جسم المريض.	C
الفحص الوظيفي للمريض يكون من خلال تحريك بعض أعضاء الجسم.	D
على الرغم من التقدم التكنولوجي فإن الفحص السريري ما زال أساسياً.	E

Drill 13

• **Improving vocabulary skills**

تحسين مهارة المفردات

• Fill in the blanks with the appropriate word from the following word bank.

WORD BANK					
صدر	قدم	ذراع	معدة	عين	كلية
أسنان	جلد	اشعة	ضغط	قلب	ظهر

1   أشعر بألم شديد في الـ . . . .

. . . . اليسرى.   2

. . . . الدم عندك طبيعي جداً.

3 هل أخذت . . . .
. . . .
. . . . MRI سابقاً؟
4 منذ متى وأنت تشعر بالألم في . . . .
. . . .
. . . . ك؟
5 البارحة قبل النوم بدأت تتسارع دقات . . . .
. . . . ي واستمرت أكثر من نصف ساعة.
6 بدأت آلام الـ . . . .
. . . .
. . . . عندي منذ شهرين تقريباً.
7 تحتاج إلى تنظير لـ . . . .
. . . .
. . . . ك قبل وصف العلاج.

Drill 14

- **Elicitation**

الاستنباط

- Write out the necessary English questions to your patient to elicit the following Arabic responses.

1 بدأت أشعر بألم في ظهري منذ ثلاثة أسابيع.
2 عندما استيقظت صباح اليوم شاهدت أنّ عيني اليمنى محمرّة.
3 أجريت لي عملية استئصال المرارة بالناظور منذ ستة أشهر.
4 قبل 3 سنوات أجريت لي عملية استئصال الزائدة الدودية.
5 أشعر بخدر شديد في ذراعي اليمنى.
6 هذا هو الحمل الثالث لي وإني أتمتع بالصحة والعافية (health and wellness)
7 لدي مرض السكري من النوع الثاني.

Drill 15

- **Working with a picture**

العمل مع الصورة

  - In the cells provided, indicate 18 parts of the human body in Figure 1.5 in Arabic and English.

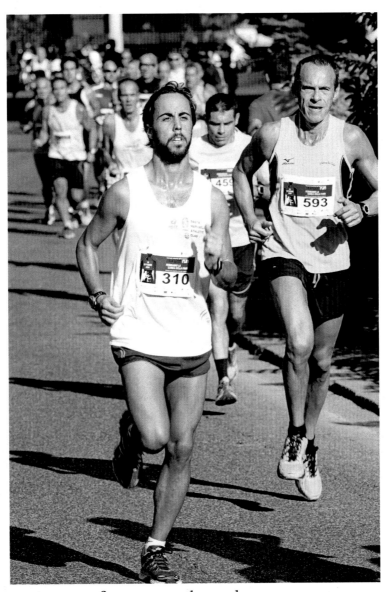

Figure 1.5 A group of runners on the road

	English	Arabic
1		
2		
3		
4		
5		
6		
7		
8		
9		
10		
11		
12		
13		
14		
15		
16		
17		
18		

Drill 16

• **Translation**

الترجمة من الإنجليزية إلى العربية

• Translate the words in Figure 1.6 into Arabic.

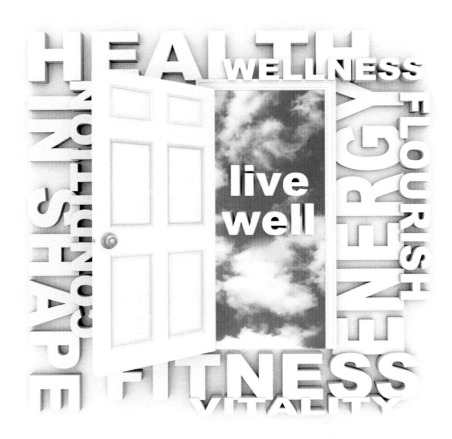

Figure 1.6 Health words

1 ....
....
2 ....
....
3 ....
....
4 ....
....
5 ....
....
6 ....
....

7 . . . .
. . . .

الظواهر والأعراض المرضية

Signs and symptoms of illness

الظواهر والأعراض المرضية هي علامات تشير إلى مرض معيّن حيث يمكن بواسطتها الاستدلال مبدئياً إلى طبيعة المرض الذي يعاني منه الإنسان.

بعض هذه الظواهر والأعراض مألوفة لدى الأطباء بسيطة وغير معقدة من خلال الممارسة الطبية المستمرة ويستطيعون من خلالها الاستدلال بنسبة متقدمة على طبيعة المرض والتشخيص الصحيح له أما البعض الآخر من الأمراض فتبدو الخبرة والممارسة الطبية غير كافية للوقوف على طبيعتها ولا بد من إجراء الفحوص السريرية الدقيقة والتحاليل اللازمة والتصوير الشعاعي واستخدام التقنيات الطبية الأخرى لكي تشخّص بشكل صحيح حتى يتم وصف الأدوية والعلاجات اللازمة لها. تكتسب الظواهر والأعراض المرضية أهميتها من حيث كونها عوامل مساعدة للأطباء في تضييق مساحة الاحتمالات المرضية التي قد تقود الطبيب إلى الابتعاد عن التشخيص الصحيح لكنها تبقى غير محدِّدة. وعلى هذا لابد أن تؤخذ هذه الظواهر والأعراض بعين الاعتبار أثناء إجراء الفحوصات الطبية الأولية للمريض.

هناك من الأعراض ما يشعر بها المريض نفسه كالآلام وهناك ما يشعر بها المحيطون بالمريض من أفراد عائلته كالشخير مثلاً. من الأعراض ماهو رئيسي Cardinal symptom ومنها ما هو ثانوي Concomitant symptom وهناك ما هو مخصوص Pathognomonic symptom. (*)

(*) Cf. Textbook of Physical Diagnosis: History and Examination, 6th edition, Mark H. Swartz, Saunders, New York, 2009, P: 7. The author indicates that "[t]he clinician must be able to elicit description of, and recognize, a wide variety of symptoms and signs. Symptom refers to what the patient feels. Symptoms are described by the patient to clarify the nature of the illness. Shortness of breath, chest pain, nausea, diarrhea, and double vision are all symptoms."

Drill 17

- **Summarization**

التلخيص من العربية إلى الإنجليزية

  - Write a brief English summary to **the signs and symptoms of illness text.**

Drill 18

- **Odd word out**

الكلمة غير المتجانسة

  - Circle the word that does not belong to each set.

معدة	حديقة	صيدلية	طبيب	مريض	1
بيت	ذراع	عيادة	فك	أسنان	2
أصابع	رأس	يد	مسطرة	قدم	3
امرأة	شارع	حامل	أطفال	مستشفى	4
دواء	ممرضة	مختبر	أشجار	دم	5

Drill 19

- **Essay**

مقالة

  - Write a text of approximately 80 words in true Arabic style describing your last visit to your family physician. You may want to address the following points:
    - What health issues did you have?

- What questions did the doctor ask you?
- What is the best advice he or she has given you?

Drill 20

- **Medical specialists**

الأطباء الاختصاصيون

- Identify in Arabic the medical specialist who treats each of the following cases.

I	Specialist physician who conducts the diagnosis and treatment of allergic conditions	
2	Specialist physician who treats kidney diseases	
3	Specialist physician who treats women during pregnancy and children	
4	Specialist physician who treats infants, toddlers, children and teenagers	
5	Specialist physician who diagnoses and treats male and female urinary tract	
6	Specialist physician who diagnoses and treats heart disease	
7	Specialist physician who diagnoses and treats problems with the endocrine glands	

Drill 21

- **Building vocabulary**

بناء المفردات

- Mix and match terms or words from the key word box to create meaningful structures; then write them in both Arabic and English in the provided cells.

KEY WORD BOX			
السن	قيصرية	خدر	ولادة
الدودية	المعدة	تنظير	الزائدة
القولون	اليد	فحص	خلع

English	Arabic	
		1
		2
		3
		4
		5
		6

Drill 22

- **Recognizing specifics**

إيضاح المحددات

- In the cells of the following box, you will find terms of major bones of human body; place each term next to its corresponding part in the graphic in Figure 1.7.

MAJOR BONES OF HUMAN BODY	
Skull	جمجمة
Clavicle (collarbone)	عظم الترقوة
Sternum (breastbone)	عظم القص (عظم الصدر)
Scapula (shoulder blade)	عظم الكتف
Pelvis bone	عظم الحوض

MAJOR BONES OF HUMAN BODY	
Radius	عظم الساعد (الذراع)
Ulna (ulnar bone)	عظم الزند
Sacrum	عظم العجز
Phalanges (bones of fingers)	عظام أصابع اليد
Neck of femur	عنق عظم الفخذ
Femoral bone (thighbone)	عظم الفخذ
Patella (kneecap)	الرضفة (عظم رأس الركبة)
Tibia (shinbone)	عظم الساق
Tarsal (heel bone; anklebone	عظم الكعب (الكاحل)
Metatarsal bones (bones of toes)	عظام أصابع القدم
Ischium (hipbone)	عظم الورك
Thoracic cavity (cage), thorax	القفص الصدري
Jawbone	عظم الفك

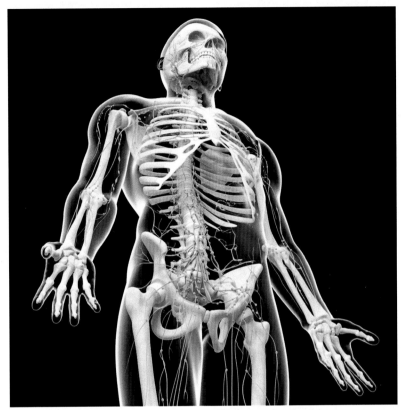

Figure 1.7 The lymphatic system with full body skeleton

Drill 23

- **Labeling**

المسميات

- Label the picture in Figure 1.8 using words from the word bank.

WORD BANK			
الحاجب	الشعر	الأذن	العين
الكتف	الحنك	الشفاه	الأنف
الصدر	البطن	الفخذ	اليد

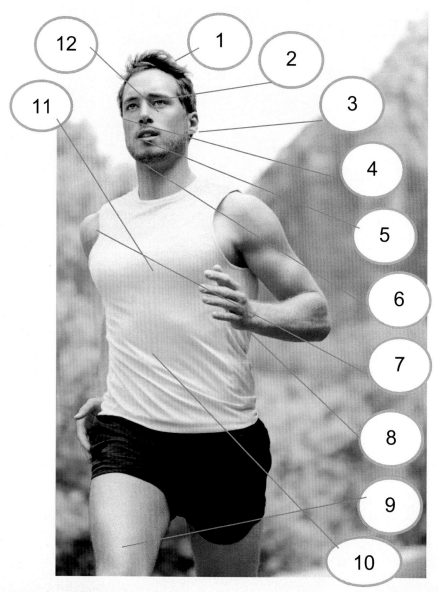

Figure 1.8 A runner

الصيدليات والأدوية

Pharmacies and medications

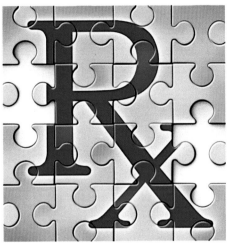

Figure 1.9 **Rx/** stands for the Latin word *recipe* meaning, “to take”; it is part of the superscription (heading) of a medical prescription.

تصرف الوصفات الطبية من قبل الصيادلة في الصيدليات pharmacies ويتم ذلك بعد أن يحول الطبيب المعالج الأدوية التي يصفها للمريض إما إلكترونياً إلى الصيدلية التي يرغب المريض أن يصرف الدواء منها أو بوصفة طبية مكتوبة تعطى للمريض يصرفها من الصيدلية التي يريدها. وهناك أدوية يمكن لأي شخص شرائها من الصيدلية بدون وصفة طبية أي

Over-the-counter (OTC) medicine.

لا تبيع الصيدليات عموماً أدوية طبية فقط إنما تتوافر فيها حاجيات ومستلزمات أخرى مثل مستحضرات التجميل والعطور وبطاقات التهنئة في الأعياد والمناسبات وبعض الأطعمة الجاهزة والحلويات وأنواع المشروبات وأشياء وحاجيات أخرى فهي بمثابة سوق مصغر لحاجات الأفراد اليومية.

الصيدلي رجل مثقف حاصل على شهادة وتدريب متقدم وممارسة من كلية الصيدلة من جامعة معترف بها ذات سمعة علمية وأكاديمية عالية وبهذه الشهادة يكون الصيدلي مؤهلاً لممارسة مهنة الصيدلة.

- Pharmacist (male) صيدلاني والجمع صيادلة • Pharmacist (female) صيدلانية والجمع صيدلانيات
- Drugstores تعني أيضاً متاجر التجميل

Drill 24

- **Expanding vocabulary**

مضاعفة المفردات

- Read **the pharmacies and medications text**, and then answer the following English questions in Arabic.

1 Where do you get your prescription filled?
2 Who prescribes your medication?
3 Do all drugs require a prescription?
4 What is an over-the-counter drug?
5 Do drugstores sell only medication?
6 What is the business focus of pharmacies?
7 Who is a pharmacist?
8 Do pharmacies sell health and wellness products and merchandise?

رسالة إحالة

Referral letter

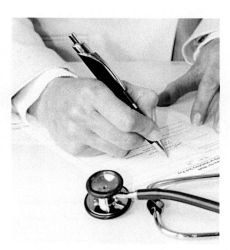

Figure 1.10 A doctor writing a certificate

يقوم طبيب الأسرة (العائلة) بفحص المريض بشكل دقيق وحين يتأكد أن هذا المريض بحاجة إلى استشارة طبيب متخصص من أجل إجراء فحوصات تخصصية أخرى يخبره بذلك ثم يقوم بكتابة رسالة إحالة له. تتضمن هذه الرسالة بشكل عام ما يلي:

1 اسم المريض وعمره وجنسه وعنوانه وعرضاً لحالته التشخيصية التي تم التوصل إليها.
2 بعض المعلومات عن تاريخ المريض الطبي والأدوية التي يتناولها.
3 ما لاحظه على المريض أثناء الفحص البدني وأية فحوصات واختبارات أو تحاليل أخرى.

Drill 25

- **Integrated skills**

مهارات متحدة

- This is a multiple-choice practice based on integrated skills.
- The questions are about vocabulary in context, essential concepts, specific details, and inferences.
- There is only one correct answer for each question.
- Read **the referral letter text** carefully and choose the answers that best complete the following sentences:

1 يقوم طبيب الأسرة:
- بفحص المريض
- بشراء الدواء للمريض
- بأخذ أشعة للمريض

2 وحين يتأكد أن هذا المريض بحاجة إلى استشارة:
- طبيب نسائية
- طبيب شيخوخة
- طبيب متخصص

3 من أجل إجراء
- فحوصات الدم

• فحوصات العظام والمفاصل
• فحوصات تخصصية

4 يخبره بذلك ثم يقوم:
• بإعطائه ملف الفحص
• بكتابة رسالة إحالة
• بأخذ عينة من دمه

5 تتضمن هذه الرسالة:
• دعوة لزيارته في العيادة
• معلومات أساسية عن حالة المريض الصحية
• تهنئته بتخرجه من كلية الطب

Drill 26

• **Sentence completion (A)**

تكملة الجمل بفعل ماضي

• Complete the following sentences by referring to the key word box to find the appropriate past-tense verb.

KEY WORD BOX					
عرف	خرج	كسر	جرح	رقد	أخذ
نجح	نهض	جمع	سافر	علم	وصل

1 . . . .
. . . . المريض إلى نيويورك
صباح يوم الأربعاء الماضي.

2 . . . .
. . . . والدي من المستشفى بعد أن أجريت له عملية
تنظير القولون.

3 . . . .

الدكتور منذر الاختصاصي في أمراض . . . .
القلب إلى واشنطن.

4 . . . .

. . . .

الرجل الكبير من كرسيه بصعوبة بالغة.

5 . . . .

ت الصيدلانية أماندا أن الوفد الطبي سيصل . . . .
يوم غدٍ الخميس.

6 . . . .

. . . .

شقيقي مايكل في امتحان البورد الأمريكي.

7 . . . .

الممرض يده عندما كان يحاول فتح صندوق الإسعافات . . . .
الأولية.

الفعل الماضي – Past-tense verb

- The Arabic past tense, or perfect verb, is considered the basic or default form of Arabic verbs. In other words, it is regarded as the stem from which the other verbs are formulated.
- Arabic past tense indicates completed events.
- It often consists of three radicals.
- The Arabic past-tense verb is formed by suffixing person-markers to the stem.
- In formal Arabic, the past tense is negated by the particle ما.

• كتبَ الطالب الدرس.
• كتبتُ الدرس.
• كتبتْ فاطمة الدرس.
• ما ذهبت إلى المكتبة. (*)

(*) Cf. Arabic for American University Students, Abdulqadir Abdulkarim, Pearson, New York, 2015, Book III, PP: 83–108

Drill 27

• **Sentence completion (B)**

تكملة الجمل بفعل مضارع

• Complete the following sentences by referring to the key word box to find the appropriate present-tense verb.

KEY WORD BOX					
يحلل	يرضع	يرقد	يبلع	يتنفس	يعالج
يتبرع	ينظم	يهتم	يستشير	يخفف	يتحرك

١ قررت عمتي أن . . . .
. . نفسها عند أطباء متخصصين في الأمراض الباطنية.

٢ خالي جون لم يكن يستطيع أن . . . .
. . . . بسهولة ليلة البارحة.

٣ صديقي لا يستطيع أن . . . .
. . . . بسب التهاب اللوزتين الحاد.

٤ قرر والدي أن . . . . بالدم
ضمن الحملة التي تنظمها إحدى المؤسسات الخيرية.

5 لا يستطيع ابن عمي أن .... بسبب كسر في ساقه اليسرى.

6 قررت خالتي لورا أن .... من وزنها حسب نصيحة طبيب الأمراض القلبية.

7 لم يكن .... بنظام التغذية لذلك تعرّض لوعكات صحية متعددة.

Present-tense verb – الفعل المضارع

- The Arabic present tense expresses an event in progress and habitual action or ongoing actions.
- The Arabic present-tense verb takes prefixes and suffixes.
- The present-tense verb is conjugated mainly with prefixes.
- The present-tense verb is obtained from the past tense verb by means of four specific prefixes أفحص- نفحص - يفحص - تفحص (أ - ن - ي - ت).
- In formal Arabic, the present-tense verb is negated with the particles (لا) (لم) (لن):
  - لا يريدُ المريض أن يتناول الدواء.
  - لم أتناولْ الدواء.
  - لن أذهبَ إلى الصيدلية.(*)

(*) Cf. Arabic for American University Students, Abdulqadir Abdulkarim, Pearson, New York, 2015, Book III, PP: 83–108.

Drill 28

- **Sentence completion (C)**

تكملة الجمل بفعل مستقبل

- Complete the following sentences by referring to the key word box to find the appropriate future-tense verb.

KEY WORD BOX						
	يستدعي	يرهق	يرشد	يريد	يستطيع	يتعب
	ينقطع	يلتهب	يطمئن	يتمكن	يسعف	يستمع

١ سـ . . . . الجرح إذا لم تبادر . . . .
إلى تعقيمه وتضميده.

٢ الممرضة مارثا سوف . . . .
المريض إذا تطلب الأمر ذلك قبل استدعاء الطبيب.

٣ سـ . . . . موظف الاستعلامات الوفد الصحي إلى جناح
إقامته.

٤ إذا تطلب الأمر سـ . . . . الممرض المسؤول
الطبيب للتأكد من استقرار الحالة الصحية.

٥ سوف لن . . . . والدك
الذهاب معنا طالما هو يعاني من حالة الصداع النصفي.

٦ لن . . . . هارولد
مراجعة مادة التشريح لأنه يعاني من آلام في كليته اليمنى.

٧ لن . . . .
. . . . نزيف الجرح حتى تذهب لقسم الطوارئ
للعناية به.

Future-tense verb – الفعل المستقبل

- The affirmative formal future-tense verb can be formed from the present-tense verb via two prefixes or markers (سـ) and (سوف).
- The negative formal future-tense verb is negated with the particle (لَنْ).
- لن must not occur with سـ.
- لن can be adopted with سوف.

- سأشربُ الدواء الآن.
- سوف أذهبُ إلى طبيب الأنف والأذن والحنجرة.
- لن أزورَ صديقي في المستشفى لسفري إلى نيويورك.
- سوف لن أتأخر مرة أخرى عن موعدي مع طبيب الأمراض القلبية.(*)

(*) Cf. Arabic for American University Students, Abdulqadir Abdulkarim, Pearson, New York, 2015, Book III, PP: 83–108.

Drill 29

- **Teamwork**

فريق عمل

- With a partner, take turns saying the following vague structures to each other for clarification, as the example demonstrates.

Classmate 1	Classmate 2	Classmate 1	
طبيب القلب والأوعية الدموية.	أيّ طبيب؟	سأذهب إلى الطبيب.	♦
صيدلية المدينة الطبية.		سأذهب إلى الصيدلية.	1

Classmate 1	Classmate 2	Classmate 1	
كتاب علم التشريح.		سوف أشتري الكتاب.	2
دواء التهاب اللوزتين.		سأشرب الدواء.	3
مستشفى الأمراض النفسية.		سأزوره في المستشفى.	4
موعد مع طبيب أمراض الجهاز التنفسي.		سأحجز الموعد.	5
استمارة التقديم إلى كلية الصيدلة.		سأملأ الاستمارة.	6
دكتور مارك طبيب الأنف والأذن والحنجرة.		سأستضيف الدكتور في البيت.	7

التقرير الطبي

Medical report

التقرير الطبي هو كشف الظواهر والأعراض المرضية وطبيعة التشخيص والعلاجات والمتابعات الصحية للمريض حيث يتم إعداده من قبل الأطباء الاختصاصيين المعالجين للمريض أو المراكز الصحية أو المستشفيات ويوضحون فيه الوصف التام لحالة المريض الصحية ونوع المرض الذي يعاني منه بالاعتماد على الفحوصات السريرية والمختبرية وصور الأشعة والظواهر والأعراض والأسباب التي أدت إلى إصابته بهذا المرض.

قد يشمل التقرير الطبي على أمور متعددة لاحظها الأطباء الاختصاصيون غير متوقعة بين الأعراض والأمراض أو من خلال سياقات معالجة المريض والنتائج الحاصلة خلال فترة العلاج سواء كانت إيجابية أو سلبية وقد يشمل على الملف الديموغرافي للمريض

فيما إذا كان المريض يحتاج إلى متابعات مستقبلية أو فحوصات أخرى.

يعتبر التقرير الطبي وثيقة رسمية تؤرخ حالة المريض الصحية وما يعاني منه والعلاجات الموصوفة له ومراحل تلقيه العلاج خلال الفترة العلاجية.

يجب أن تتوافر في التقرير الطبي مجموعة من العناصر من مثل اسم المستشفى أو المركز الطبي أو العيادة الخاصة واسم الطبيب المشرف على العلاج أو الأطباء وتاريخ كتابة التقرير والمعلومات الشخصية للمريض من حيث اسمه وعمره وجنسه وعنوانه ورقم ملفه الطبي.

يجب أن يكون التقرير الطبي شفافاً يستند إلى كشوف ومعلومات طبية دقيقة وأن يكون موثقاً من الجهة التي اصدرته.

Drill 30

- **Interactive practice**

التفاعل مع النص

- Fill in the blanks with the appropriate word from **the medical report text.**

1 التقرير الطبي . . . . الظواهر والأعراض المرضية وطبيعة التشخيص والعلاجات.

2 يتم إعداد هذا التقرير من قبل . . . . المعالجين للمريض أو المراكز الصحية أو المستشفيات.

3 يوضح في التقرير الطبي . . . . الصحية ونوع المرض الذي يعاني منه بالاعتماد على الفحوصات السريرية والمختبرية وصور الأشعة.

4 يعتبر التقرير الطبي . . . . تؤرخ حالة المريض الصحية وما يعاني منه والعلاجات الموصوفة له ومراحل تلقيه العلاج خلال الفترة العلاجية.

5 يجب أن يكون التقرير الطبي شفافاً يستند إلى . . . .
. . . . دقيقة وأن يكون موثقاً من الجهة التي اصدرته.

6 يجب أن تتوافر في التقرير الطبي مجموعة من العناصر من مثل
اسم . . . . أو المركز الطبي أو
العيادة الخاصة . . . . والمعلومات
الشخصية للمريض من حيث اسمه وعمره وجنسه الطبي.

Drill 31

• **Questions workshop**

ورشة الأسئلة

• For good professional communication strategy, the following are well-chosen English open-ended (nondirective) questions and closed-ended (directive) questions to elicit patient information for diagnosis and management.
• Interview your classmates and write their answers in Arabic.

1 Does the pain extend to other parts of your body?
2 Did you take any medication to minimize the pain?
3 Did you notice any change in your body that occurs together with the pain?
4 For how many months did you have this disease?
5 Have you had any surgeries?
6 Have you had weight changes?
7 Did you have problems with your eyesight?
8 Did you have hearing problems?
9 Did you have frequent nasal congestion?
10 Have you had laryngitis?

التغذية

Nutrition

يعد الغذاء المصدر الرئيسي لطاقة الجسم وبناء خلاياه وأنسجته حيث
يلعب دوراً فعّالاً في أداء وظائفه. ونظراً لأهميته الحياتية فقد اعتمدته

الجامعات والكليات العالمية الزراعية والعلوم الصحية واحداً من التخصصات العلمية والأكاديمية غير السريرية التي يمكن للطالب دراستها للحصول على شهادات جامعية تؤهله للعمل في المراكز الصحية والمستشفيات والعيادات الخاصة والنوادي الرياضية والمدارس والجامعات والمطاعم والشركات ومجالات التسويق وإدارة الجودة في المصانع الغذائية وشركات الأدوية لتنظيم البرامج الغذائية والتأكد من سلامتها ومطابقتها للمعايير الصحية العالمية وكذلك الإشراف حسب متطلبات حاجة الأفراد والجماعات وما يعانونه من الأمراض بالإضافة إلى دورهم في عملية التوعية والإرشاد نحو غذاء صحي من أجل الـ (health & growth) صحة ونمو طيبين. نظراً لازدياد الوعي المجتمعي مع ازدياد مرض السمنة وما يرافقها من أمراض نفسية والضغط والسكري وارتفاع نسبة الدهون (الكوليسترول) في الدم وأمراض القلب والشرايين وغيرها فقد أصبحت الحاجة ماسة لثقافة التغذية وتخصصاتها العلمية في الدراسات الأكاديمية من أجل الحفاظ على نظام غذائي متوازن يحفظ للصحة البشرية ديمومتها واستقرارها.

يمكن للطلبة الراغبين في التخصص في (علم التغذية) باعتباره علماً تكنولوجياً مهنياً عالي يتصل بشكل مباشر بالصحة البشرية أن يدرسوا في موضوعات مختلفة التطبيقات العلمية والفنية لطبيعة الأغذية وعلاقتها بالأمراض المزمنة وتغذية الأطفال والمسنين والأمهات الحوامل والرعاية الخاصة والتحكم بالوزن والتداخلات الغذائية والدوائية وكيف تؤثر القيم الغذائية على مستويات أداء الأفراد والجماعات في المجتمع الإنساني من خلال العلاقة الوثيقة بين التغذية والصحة الجسمية وبناء برمجيات لنظم غذائية مصممة بشكل دقيق وفاعل لـ(العلاج بالتغذية) باعتبارها وصفات أمينة للحماية من الأمراض والوقاية الصحية بمختلف أشكالها. إن سوء التغذية قد يتسبب في مخاطر جسيمة تصيب الإنسان نتيجة لتعرضه للإصابة بأمراض متعددة قد تؤدي إلى نتائج حياتية غير جيدة بالإضافة إلى أنها تؤدي إلى نقص القدرة على القيام بالواجبات الحياتية والمعيشية وحتى

التعليمية. وتوصي منظمة الصحة العالمية بأن سوء التغذية هو من الأسباب الجوهرية التي تعرض الأطفال لمشاكل صحية متعددة. (*)

- Cf. Harrison's Principles of Internal Medicine, 16th edition, T. R. Harrison and others, McGraw-Hill, Medical Publishing Division, New York, 2005, PP: 403–411.
- Cf. Medical English Clear and Simple, Melodie Hull, F. A. Davis Company, 2010, P: 246.
- Cf. Complete Medical Encyclopedia, American Medical Association, Random House Reference, New York, 2003, PP: 910–911.
- Cf. Physical Diagnosis: History and Examination, Mark H. Swartz, Saunders, 2009, PP: 93–100.
- The Cooper Clinic Solution to the Diet Revolution, Georgia G. Kostas, 2001, Good Health, Dallas, Texas, PP: 2–20.
- Complete Book of Alternative Nutrition, Selene Y. Craig and others, Rodale Press, New York, 1997, PP: 397–401.

المفردات التراكمية لنص التغذية

Cumulative vocabulary of nutrition text

Source	مصدر	1
Energy	طاقة	2
Cells	خلايا	3
Tissues	أنسجة	4
Function	وظيفة	5
Clinical	السريرية	6
Marketing	التسويق	7
Quality	الجودة	8
Factories	مصانع	9

Food programs	برامج غذائية	10
Standards	معايير	11
Awareness	توعية	12
Obesity	مرض السمنة	13
Psychiatric illness	أمراض نفسية	14
Hypertension	ضغط الدم	15
Diabetes	السكري	16
Cholesterol	الدهون	17
Balanced	متوازن	18
Competency	تخصص	19
Relationship	العلاقة	20
Designed	مصممة	21
Nutrition therapy	العلاج بالتغذية	22
Recipe	وصفة	23
Prevention	وقاية	24
Malnutrition	سوء التغذية	25

Drill 32

- **Rearranging words into sentences**

إعادة ترتيب الكلمات في جمل

  - Unscramble the words in each set to form full meaningful sentences, and then write them in the cells provided. Pay special attention to **the overview text** for accuracy.

-	الجسم	الغذاء	الرئيسي	يعد	الطاقة	المصدر	1
في	تكنولوجي	كعلم	علم التغذية	يمكن	التخصص	للطالب	2
الخاصة	والمسنين	الحوامل	تغذية	والرعاية	والأمهات	الأطفال	3
الإنساني	الأفراد	في	مستويات	المجتمع	والجماعات	أداء	4
من	وصفات	والوقاية	الصحية	أمينة	الأمراض	للحماية	5

	1
	2
	3
	4
	5

Drill 33

- **Comprehension**

الاستيعاب

Read **the Nutrition text** carefully, and then answer in Arabic the following English questions.

1 Is food the main source of body energy?
2 Are diets designed to be a safe prescription for disease prevention?
3 Is nutrition a clinical or nonclinical competence?
4 In which sector does a nutrition graduate work?
5 What are the diseases that obesity is one of their causes?
6 Does an inadequate intake of healthy food cause malnutrition?
7 What are the risks of poor nutrition?

Drill 34

- **Vocabulary workshop**

ورشة المفردات

- Select five Arabic vocabulary words from each of the following selections.

- Write them in the cells provided.
- Rewrite them on flashcards in both Arabic and English, and exchange them with your classmates.
- Memorize them well since medical Arabic depends on the range and accuracy of your active vocabulary acquisition.

- Ibn Alashath

- Human Body Parts

- Human Skeleton

- Meeting the Patient

- Patient Chief Complaint

- Medical History-taking

- Patient Profile

Chapter 2
Pediatrics

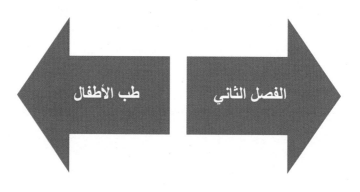

طب الأطفال   الفصل الثاني

نظرة عامّة

Overview

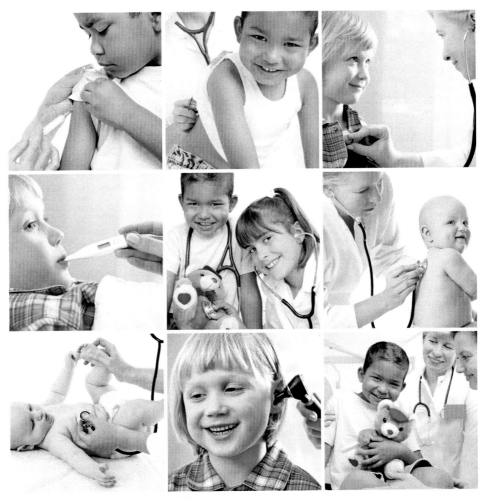

Figure 2.1 Children's health care

طب الأطفال وهو أحد فروع الطب ويسمى بالإنجليزية Pediatrics وميدانه الرعاية الصحية الشاملة للأطفال لمختلف الفئات العمرية من حيث معالجة الأمراض التي تتصل بهم والإعاقات البدنية والنفسية والرعاية الصحية الوقائية. يعتبر طب الأطفال من التخصصات الطبية

ذات المساحة الواسعة والأقسام التخصصية مقارنة بالتخصصات الطبية الأخرى نظراً لكبر وسعة شريحة الأطفال.

يكتسب طب الأطفال أهميته لأنه يهتم بالطفل منذ تكوينه في رحم الأم حتى ولادته ونموه وبلوغه سن الرشد. نظراً لكثرة الأمراض والإصابات التي قد تتعرض لها هذه الفئة العمرية خلال فترات حياتها واختلاف طرق معالجتها ومتابعتها ونموها السريع على المستوى الجسمي والعقلي والنفسي وتكوين الشخصية حتى بلوغ سن الشباب فإنها تحتاج إلى رعاية طبية عالية القيمة ضمن طرائق ذات مستوى متقدم طبياً وتكنولوجياً في التعامل معهم خصوصاً وأنّ طرائق معالجة الأطفال تختلف عن طرائق معالجة الكبار.

لهذا فإن طبيب الأطفال يجب أن تتوفر فيه الإمكانات والمهارات الطبية والتدريبية الخاصة التي تجعل منه طبيب أطفال ناجح يمتلك القدرة على التعامل مع مختلف الحالات المرضية التي تصيب الأطفال وعلاجها بكفاءة.

تشمل الرعاية الطبية للأطفال متابعة الكشوفات الدورية للأطفال بدقة عالية إلى جانب تشخيص الأمراض ووصف العلاجات الناجحة لها وتوجيه الإرشادات والنصائح الطبية والصحية للأمهات في الإطار الاجتماعي أو ممن يرعون الأطفال مع ضرورة المتابعة المستمرة حتى يتم الشفاء النهائي من العلة أو المرض الذي يعاني منه الطفل.(*)

(*) Cf. Complete Medical Encyclopedia, American Medical Association, Random House Reference, New York, 2003, PP: 961–963

Drill 01

- **Interactive practice**

ممارسة تفاعلية

- Complete the following sentences by inserting the appropriate words or phrases from **the overview text**.

1   طب الأطفال وهو أحد فروع الطب ويسمى بالإنجليزية . . . .
. . . . وميدانه . . . .
. . . .
. . . . لمختلف
الفئات العمرية.

2   يعتبر طب الأطفال من التخصصات الطبية ذات المساحة الواسعة
والأقسام التخصصية . . . .
. . . .
نظراً لكبر وسعة شريحة الأطفال.

3   يكتسب طب الأطفال أهميته لأنه . . . .
. . . . و نموهوه
وبلوغه سن الرشد.

4   نظراً لكثرة الأمراض . . . .
. . . .
. . . . خلال فترات حياتها واختلاف طرق معالجتها ومتابعتها
ونموها السريع على المستوى الجسمي والعقلي والنفسي وتكوين
الشخصية حتى بلوغ سن الشباب.

5   لهذا فإنّ طبيب الأطفال يجب أن تتوفر فيه . . . .
. . . .
. . . التي تجعل منه طبيب أطفال ناجح.

6   تشمل الرعاية الطبية للأطفال . . . .
. . . . إلى جانب تشخيص
الأمراض ووصف العلاجات الناجحة لها.

الربو عند الأطفال

Asthma in children

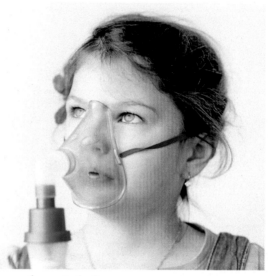

Figure 2.2 A girl with an asthma inhaler

يعتبر الربو من أكثر الأمراض شيوعاً بين الأطفال. يعرِّف الأطباء الربو بأنه التهاب مزمن يصيب المجاري التنفسية التي تحمل الهواء من الأنف والفم إلى الشعب الهوائية ثم إلى الرئتين وبالعكس في عمليتي الشهيق والزفير. يؤدي هذا الالتهاب إلى تضيق هذه الأنابيب فيمنع تدفق الهواء إلى الشعب الهوائية بصورة سليمة ويشعر معه الإنسان بصعوبة في عملية التنفس والاحتقان في الصدر حيث تقل معه كمية الهواء المتدفق إلى الرئتين. الأعراض المصاحبة للربو عند الأطفال هي الصفير (الأزيز) في الصدر أثناء عملية التنفس وصعوبة التنفس والسعال وكثرة الرشح والاضطرابات في النوم والشعور بالتعب والإرهاق إلى جانب أعراض أخرى. يرى أطباء الأطفال أن الأسباب عديدة وراء الإصابة بالربو فهي قد تكون بيئية أو وراثية في العائلة أو لها علاقة بالسمنة وزيادة الوزن أو قد تكون نتيجة الولادة المبكرة وسواها.

ينصح الأطباء ببيئة نظيفة ومراجعة الأطباء وإجراء الفحوصات الدورية حتى يتم الابتعاد عن المضاعفات المرضية. (*)

(*) Cf. Complete Medical Encyclopedia, American Medical Association, Random House Reference, New York, 2003, PP: 200–202.

- Cf. Harrison's Principles of Internal Medicine, 16th edition, T. R. Harrison and others, McGraw-Hill, Medical Publishing Division, New York, 2005, PP: 1508–1516.
- Cf. Davidson's Principles & Practice of Medicine, 20th Edition, Churchill Livingstone, Edinburgh, 2006, PP: 670–681.

المفردات التراكمية لنص الربو عند الأطفال

Cumulative vocabulary of asthma in children text

Asthma	الربو	1
Diseases	الأمراض	2
Commonness	شيوع	3
Inflammation	التهاب	4
Chronic	مزمن	5
Respiratory tracts	المجاري التنفسية	6
Nose	الأنف	7
Mouth	الفم	8
Bronchi	الشعبتان الهوائيتان	9
Lungs	الرئتان	10
Inhalation	الشهيق	11
Exhalation	الزفير	12
Flow	تدفق	13
Breathing	التنفس	14
Congestion	الاحتقان	15
Chest	الصدر	16
Symptoms	الأعراض	17

Wheeze	الصفير	18
Cough	السعال	19
Sweat	الرشح	20
Fatigue	الإرهاق	21
Environmental	بيئية	22
Genetic	وراثية	23
Checkup	الفحوصات	24
Complication	المضاعفات	25

Drill 02

- **Word combinations**

تراكيب الكلمة

- Make as many word combinations in English and Arabic as you can using words from the cumulative vocabulary of **the asthma in children text**, and then write them in the provided cells.

	English combinations	*Arabic combinations*
▶		
▶		
▶		
▶		
▶		
▶		

	English combinations	*Arabic combinations*
▶		
▶		
▶		
▶		

Drill 03

- **Comprehension**

الاستيعاب

- Read **the asthma in children text** carefully, and then with a classmate, determine whether each of the following seven statements is true or false. Confirm your answers with another classmate.

True صحيح	*False* خطأ		
		يعتبر الربو من أكثر الأمراض شيوعاً بين الأطفال.	1
		الربو ليس التهاباً مزمناً يصيب المجاري التنفسية.	2
		يشعر الإنسان المصاب بالربو بصعوبة في عملية التنفس والاحتقان في الصدر.	3
		يؤدي هذا الالتهاب إلى تضيق هذه الأنابيب فيمنع تدفق الهواء إلى الشعب الهوائية بصورة سليمة.	4

True صحيح	False خطأ		
		الأعراض المصاحبة للربو عند الأطفال هي الصفير (الأزيز) في الصدر أثناء عملية التنفس.	5
		قد تكون أسباب الربو بيئية أو وراثية في العائلة أو لها علاقة بالسمنة وزيادة الوزن.	6
		لا ينصح الأطباء المصاب بالربو بمراجعة الطبيب.	7

Drill 04

- **Reading strategy – interacting with the text**

استراتيجية القراءة ـ التفاعل مع النصّ

- Read the following excerpts from **the asthma in children text**, and then organize them chronologically.

1 يرى أطباء الأطفال أن الأسباب عديدة وراء الإصابة بالربو فهي قد تكون بيئية أو وراثية في العائلة أو لها علاقة بالسمنة وزيادة الوزن أو قد تكون نتيجة الولادة المبكرة وسواها.

2 يؤدي هذا الالتهاب إلى تضيق هذه الأنابيب فيمنع تدفق الهواء إلى الشعب الهوائية بصورة سليمة ويشعر معه الإنسان بصعوبة في عملية التنفس والاحتقان في الصدر حيث تقل معه كمية الهواء المتدفق إلى الرئتين.

3 يعتبر الربو من أكثر الأمراض شيوعاً بين الأطفال. ويعرفه الأطباء بأنه التهاب مزمن يصيب المجاري التنفسية التي تحمل الهواء من الأنف والفم إلى الشعب الهوائية ثم إلى الرئتين وبالعكس في عمليتي الشهيق والزفير.

Drill 05

- **Mix and match**

امزج وماثل

- Match each word in column A with an appropriate word from column B to make meaningful phrases, and then write them in column C. Write their English equivalents in column D.

Column D	Column C		Column B	Column A
		1	مزمن	طب
		2	الهوائية	رحم
		3	التنفسية	أسباب
		4	الأم	فحوصات
		5	دورية	التهاب
		6	وراثية	الشعب
		7	الأطفال	المجاري

Drill 06

- **Multiple choice**

خيارات متعددة

- Fill in the blanks with the appropriate word from those given in cells A, B, and C. Demonstrate all aspects of agreement.

A	B	C		
الركض	الربو	النوم	أصيب ولدي جيمس بـ . . . . منذ . . . . أسبوعين.	1

A	B	C		
الأطفال	المجتمع	الكبار	ميدان طب . . . . الرعاية الصحية الشاملة للأطفال لمختلف الفئات العمرية.	2
رأس	عين	رحم	يهتم طب الأطفال بالطفل منذ تكوينه في . . . . الأم حتى ولادته.	3
الصدرية	التنفسية	القلبية	يؤدي التهاب الربو إلى تضييق المجاري . . . . فيمنع تدفق الهواء إلى الشعب الهوائية بصورة سليمة.	4
مركز	منتزه	معرض	افتتح في منطقتنا . . . . . صحي متخصص للمصابين بالربو.	5
الفقري	المتخصص	الكلوي	زارنا الدكتور ستيفن . . . . بطب . . . . الأطفال وزوجته.	6
صحية	بناية	صناعية	الأطفال بحاجة إلى رعاية . . . . خاصة.	7

Drill 07

• **Meeting the patient**

مقابلة المريض

• Request the Arabic answers to the following English questions.

1 How much did the baby weigh at birth?
2 Does the child have any problem with her teeth?
3 How many times a day does your child have diarrhea?
4 Did the child take antibiotics after birth?

5   Do you have a list of your child's medication?
6   Does your child sometimes suffer from constipation?
7   Do you know which vaccines your little child received?
8   Do you have your baby's immunization record?
9   Has your child had vaccinations for whooping cough?
10 With your pregnancy, have you ever had a liver problem?
11 When was your last breast examination?
12 Have you had any muscle weakness?
13 Have you had a problem with your kidneys?
14 Did your sister have asthma in her childhood?
15 Did your child have breathing problems before?

الزهراوي

Alzahrawi

936م – 1013م

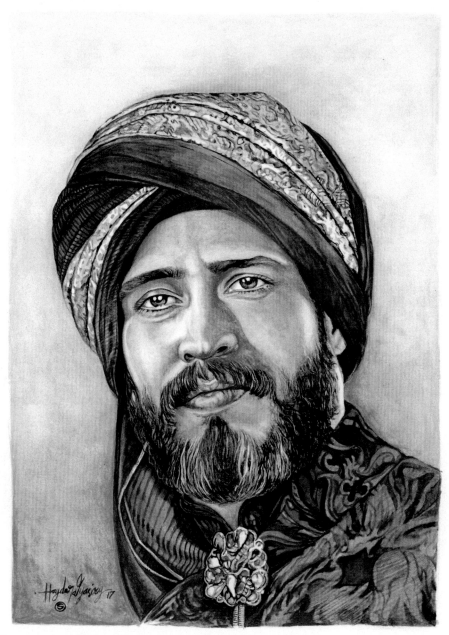

Figure 2.3 Alzahrawi

هو خلف بن عبّاس الزهراوي طبيب عربي مسلم ولد في مدينة الزهراء القريبة من قرطبة بالأندلس عام 936م حيث يعتبر من مشاهير الأطباء الجراحين العرب. أمضى جزءاً من حياته في ممارسة الطب والصيدلة في مدينة الزهراء وقد حقق شهرة واسعة من خلال ممارساته الجراحية. ألف الزهراوي موسوعة طبية سماها "التصريف لمن عجز عن التأليف". تعكس هذه الموسوعة قدرة هذا الطبيب العربي في ميدان جراحة الكسور وحصى المثانة وتعليم القوابل للولادات إلى جانب أمور جراحية أخرى. تضم هذه الموسوعة رسوماً كثيرة للأدوات الطبية التي كان الزهراوي يستخدمها في عملياته الجراحية. ترجمت هذه الموسوعة إلى اللغتين العبرية واللاتينية ولغات أخرى وقد اعتمدت هذه الموسوعة الطبية مرجعاً طبياً لتدريس الطب والجراحة ووصف العلاجات في أوربا لقرون عديدة. قسم الزهراوي موسوعته الطبية هذه إلى ثلاثة أقسام هي الطب والجراحة وعلم الأدوية المفردة والمركبة. توفي الزهراوي عام 1013م (*)

(*) بتصرف من المراجع:

- الأعلام - خير الدين الزركلي دار العلم للملايين بيروت - لبنان الطبعة الخامسة عشرة 2002م 2/310-311
- أعلام المبدعين من علماء العرب المسلمين علي عبدالفتاح مكتبة ابن كثير - دار ابن حزم الكويت - حولي الجزء الأول ، الطبعة الأولى 2010م 1/604-607
- عيون الأنباء في طبقات الأطباء - ابن أبي أصيبعة الطبعة الأولى مصر 1881م ص52
- معجم العلماء العرب - باقر أمين الورد المحامي الجزء الأول راجعه الأستاذ كوركيس عواد عالم الكتب مكتبة النهضة ، بيروت - لبنان الطبعة الأولى 1986م 1/122-123
- موسوعة علماء العرب والمسلمين - دكتور محمد فارس ،المؤسسة العربية للدراسات والنشر بيروت - لبنان دار الفارس للنشر والتوزيع الطبعة الأولى 1993م ص140-142

Drill 08

- **Building reading skills**

تعزيز مهارة القراءة

- Read **the Alzahrawi text** carefully and then answer in Arabic the following questions.

1 مَنْ هو الزهراوي؟
2 كيف أمضى حياته المهنية؟
3 ما الذي اشتهر به الزهراوي؟
4 ما اسم موسوعته الطبية؟
5 ما هي أقسام هذه الموسوعة الطبية الثلاثة؟
6 ما هي اللغات التي ترجمت لها هذه الموسوعة الطبية؟
7 ماذا تعكس الرسومات التي ضمنها الزهراوي في موسوعته الطبية؟

Drill 09

- **Improving vocabulary skills**

تحسين مهارة المفردات

- Fill in the blanks with an appropriate word from the following word bank.

WORD BANK					
سعال	ربو	أطفال	جنين	قيصرية	ولادة
تنفس	فحوصات	زفير	شهيق	صيدلية	أدوية

1 يشعر ولدي روجر بضيق في الـ . . . .
. . . .
. . . .
2 أنجبت عمتي هيذر ابنتها عن طريق الولادة الـ . . . .
. . . .
. . . .

3 تشتد حدة الـ . . . . عند أختي أثناء النوم.

4 تعاني ابنة أختي مارثا من مرض الـ . . . . منذ ثلاثة أسابيع.

5 لابد للأم من متابعة الـ . . . . الدورية لأطفالها.

6 . . . . المدينة قرب بيتنا.

7 يجب أن تكون الـ . . . . دائماً بعيدة عن متناول الأطفال.

التهاب اللوزتين عند الأطفال

Tonsillitis in children

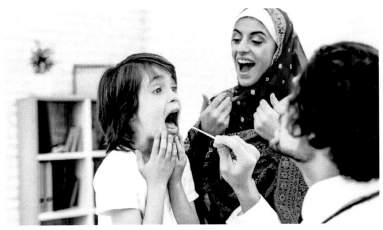

Figure 2.4 A pediatrician examining a boy's throat

التهاب اللوزتين من الحالات المرضية الكثيرة الشيوع عند الأطفال لأعمار مختلفة وسببها عدوى بكتيرية أو التهاب فيروسي.

للوزتين دور مهم ووظيفة جوهرية في حماية الجسم من الجراثيم والميكروبات. من أعراضها الحمى والصعوبة في البلع والقشعريرة والصداع وأوجاع الأذن وفقدان الشهية ووجود بحَّة في الصوت وغيرها.

يمكن علاج التهاب اللوزتين بالمضادات الحيوية وفي كل الحالات لابدَّ من مراجعة الطبيب تحسباً لأيَّة مضاعفات قد تحدث لاحقاً.

يحتاج الأطفال إلى الكثير من العناية عند إصابتهم بالتهاب اللوزتين عن طريق الراحة والتغذية الصحية المتوازنة وقياس درجات الحرارة ومراقبتها باستمرار والنظافة التامة للمحافظة على قوة مناعة الطفل. (*)

(*) Cf. Harrison's Principles of Internal Medicine, 16th edition, T. R. Harrison and others, McGraw-Hill, Medical Publishing Division, New York, 2005, PP: 192–193.

* Cf. Complete Medical Encyclopedia, American Medical Association, Random House Reference, New York, 2003, P: 1220.

Drill 10

- **Writing skills**

مهارة الكتابة

- Choose 12 words you like from **the tonsillitis in children text**, and then write them in the provided cells.

	9		5		1
	10		6		2
	11		7		3
	12		8		4

Drill 11

- **Elicitation**

الاستنباط

- Write out the necessary English questions to your patient to elicit the following Arabic responses.

1 يشكو ولدي أندرو من آلام في أذنه اليمنى.
2 قبل أربعة أسابيع تقريباً تعرض ابن أخي ألبرت إلى التواء في كاحل رجله اليسرى.
3 كان الجنين عند ولادته يتمتع بصحة جيدة ووزن طبيعي.
4 قبل فترة زمنية أصيبت ابنتي جولي بمرض الربو وتم معالجتها والشفاء منه.
5 ولدت عمتي تيريزا ابنها البكر بصورة طبيعية.
6 طيلة فترة الحمل كان ضغط الأم غير مستقر.
7 أصيب شقيقي جاك بالتهاب اللوزتين الحاد قبل شهرين.

التهاب الأذن عند الأطفال

Ear infection in children

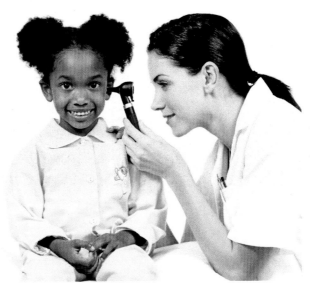

Figure 2.5 A doctor checking a patient's ears

التهاب الأذن من الأمراض الشائعة بين الأطفال في أعمار مختلفة وخصوصاً في فصل الشتاء وذلك بسبب نزلات البرد الحادة أو الزكام أو استخدام أجسام صلبة في تنظيف الأذن وغيرها.

حين تلتهب الأذن قد يؤدي ذلك إلى ارتفاع درجة حرارة جسم الطفل المصاب مع شعوره بالصداع وعدم القدرة على النوم أثناء الليل وفقدان الشهية. ينصح الأطباء الأمهات بالنظافة التامة ومراجعة طبيب العائلة للتشخيص الدقيق وأخذ العلاجات اللازمة. (*)

(*) Cf. Complete Medical Encyclopedia, American Medical Association, Random House Reference, New York, 2003, PP: 490–493.

* Cf. Harrison's Principles of Internal Medicine, 16th edition, T. R. Harrison and others, McGraw-Hill, Medical Publishing Division, New York, 2005, PP: 188–189.

Drill 12

- **Working with a picture**

العمل مع الصورة

- Read **the ear infection in children text**, paying special attention to Figure 2.5, and then answer the following questions.

- هل التهاب الأذن من الأمراض الشائعة بين الأطفال؟
- في أي فصل من السنة يكثر هذا النوع من الالتهاب؟
- ماذا يؤدي التهاب الأذن عند الطفل؟
- بماذا ينصح الأطباء الأمهات حين يصاب الأولاد بالتهاب الأذن؟

Drill 13

- **Translation**

الترجمة من الإنجليزية إلى العربية

- Translate the following English sentences into Arabic.

1 What brought you here today?
2 Can you tell me more about your headache?
3 How often do you get your migraine?

4   Does this headache scare you?
5   How long have you been working?
6   Who are the important persons in your life?

اللقاحات

Vaccines

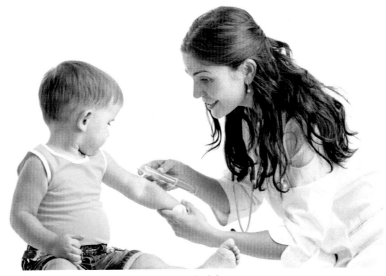

Figure 2.6 A doctor vaccinating a child

هناك نوعان من المناعة ضد الأمراض هما:

- المناعة الطبيعية Natural immunity وهي قدرة الجسم لمقاومة الكائنات الغريبة وتتواجد في جسم الإنسان منذ الولادة.
- المناعة المكتسبة Acquired immunity وهي التي تتمثل بأخذ اللقاحات التي تكسب الجسم البشري قدرة مضافة ضد الكثير من الأمراض.

التلقيح من الأمور الصحية الرئيسية المهمة والوقائية المبكرة في حياة الإنسان حيث يساعد جهاز المناعة على مقاومة الأمراض والعدوى التي قد تصيبه في المستقبل.

لابدَّ أن تعطى هذه اللقاحات في مراحل عمرية مبكرة أي منذ الولادة حتى سن معينة وضمن جدول ترتيبي زمني بأنواعها وجرعاتها لكي

يكتسب الجسم مناعة تامة ضد هذه الأمراض. هذه اللقاحات على أنواع مختلفة حسب طبيعة الأمراض وطريقة معالجتها.

يتابع أطباء الأطفال مع أولياء الأمور وبشكل دوري هذه اللقاحات حتى يتم التأكد من أخذ الطفل لها بصورة تامة وحسب تواريخ وجداول زمنية محددة. (*)

(*) Cf. Complete Medical Encyclopedia, American Medical Association, Random House Reference, New York, 2003, PP: 1262–1263.
- Cf. The Language of Medicine, 9th edition, Davi-Ellen Chabner, Saunders, Philadelphia 2010, PP: 551–555.
- Cf. Harrison's Principles of Internal Medicine, 16th edition, T. R. Harrison and others, McGraw-Hill, Medical Publishing Division, New York, 2005, PP: 713–725.

Drill 14

- **Summarization**

التلخيص من العربية إلى الإنجليزية

- Write a brief English summary to **the vaccines text**, paying special attention to Figure 2.6.

Drill 15

- **Odd word out**

الكلمة غير المتجانسة

- Circle the word that does not belong to each set.

جنين	خشب	ولادة	أطفال	طب	1
فراش	أدوية	صحية	أمراض	تشخيص	2
الشارع	التنفس	الكليتان	الصدر	الرئة	3
فيروس	أقلام	التهاب	بكتريا	اللوزتان	4
المجلة	الصداع	الأنف	العينان	الأذن	5

Drill 16

- **Rearranging words into sentences**

إعادة ترتيب كلمات الجمل

  - Unscramble the words in each set to form full, meaningful sentences, and then write them in the cells provided.

1	الربو	بين	الأطفال	من	الأمراض	الشائعة	....
2	هناك	من	نوعان	الولادة	....		
3	التلقيح	مناعة	ضد	مكتسبة	الأمراض	....	
4	أصيبت	في	ربيكا	بالتهاب	أذنها	....	
5	التهاب	من	اللوزتين	أعراض	صعوبة	البلع	في ....

Drill 17

- **Essay**

مقالة

  - Write a text of approximately 80 words in true Arabic style about vaccinations. You may want to address the following points:
    - Should vaccines be required for all children?
    - How should schools handle unvaccinated students?

فقر الدم عند الأطفال

Anemia in children

الأنيميا أو ما يسمى بفقر الدم هي مرض يصيب خلايا الدم في الجسم مما يؤدي إلى نقص في مادة الهيموغلوبين Hemoglobin الذي هو أحد مكونات هذه الخلايا الحمراء الرئيسية Red blood cells يحدث فقر الدم عند الأطفال الذين يعانون من سوء التغذية أو فقدان كمية من الدم لأسباب مختلفة مما يؤدي إلى عدم حصول خلايا الجسم على الأوكسجين الكافي الذي يحتاجه الجسم لكي يكون في صحة جيدة.

من الأعراض المصاحبة للأنيميا عند الأطفال الشعور بالضعف والتعب مع شحوب في البشرة وفقدان الشهية والدوخة وغيرها. ينصح الأطباء الآباء والأمهات بمراجعة الطبيب لأخذ العلاجات اللازمة والقيام بالفحوصات الدورية والعناية بغذاء الطفل من أجل صحة أطفالهم.(*).

(*) Cf. Davidson's Principles & Practice of Medicine, 20th Edition, Churchill Livingstone, Edinburgh, 2006, PP: 1023–1038.

- Cf. Harrison's Principles of Internal Medicine, 16th edition, T. R. Harrison and others, McGraw-Hill, Medical Publishing Division, New York, 2005, PP: 329–336.
- Cf. Complete Medical Encyclopedia, American Medical Association, Random House Reference, New York, 2003, PP: 157–160.

Drill 18

- **Comprehension**

الاستيعاب

- Read **the anemia in children text** carefully, and then answer in Arabic the following English questions.

1   What is anemia?
2   What are the causes of anemia in children?
3   What is hemoglobin?
4   What are the symptoms of anemia?
5   What do doctors advise parents to do?

Drill 19

- **Building vocabulary**

بناء المفردات

- Mix and match terms or words from the key word box to create meaningful structures; then write them in the provided cells.

KEY WORD BOX			
التهاب	فقدان	التنفسية	الدورية
المجاري	الفحوصات	اللوزتين	الشهية
مراجعة	المضاعفات	الأطباء	المرضية

	English	Arabic
1		
2		
3		
4		
5		

Drill 20

- **Speaking skills**

مهارة التكلم

- Improve your speaking ability by means of reading each of the following structures, A, B, C, D, and E, three times before proceeding to the next one; then read all of A, B, C, D, and E together until you feel competent.

الأنيميا أو ما يسمى بفقر الدم هي مرض يصيب خلايا الدم في الجسم.	A
التلقيح من الأمور الصحية الرئيسية المهمة والوقائية المبكرة في حياة الإنسان.	B
التهاب الأذن من الأمراض الشائعة بين الأطفال.	C

يحتاج الأطفال إلى الكثير من العناية عند إصابتهم بالتهاب اللوزتين.	D
الربو التهاب مزمن يصيب المجاري التنفسية التي تحمل الهواء من الأنف والفم إلى الشعب الهوائية ثم إلى الرئتين وبالعكس في عمليتي الشهيق والزفير.	E

Drill 21

- **Mapping**

الرسم الخرائطي

- Complete the illustration of the selection by filling in three pediatrics terms used in **the ear infection in children, vaccines, and anemia in children texts**. Write them in both Arabic and English.

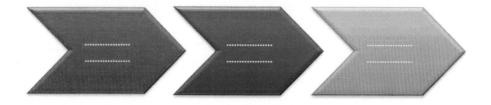

تسوّس الأسنان

Dental Caries

يعتبر تسوّس الأسنان من الأمراض الشائعة التي تصيب الأسنان عموماً.

التسوّس عبارة عن تآكل يصيب السن الذي قد يتطور بمرور الأيام وبشكل تدريجي من ثقوب صغيرة إلى ثقوب كبيرة إذا لم تتم معالجته. يحدث التسوّس نتيجة لعدم الاعتناء بنظافة الأسنان وتناول الكثير من الحلويات والمشروبات التي تحتوي على كميات من السكر بالإضافة

إلى عوامل أخرى بعضها صحية وبعضها دوائية وقد تكون للعوامل الاقتصادية والاجتماعية للفرد وراء إهمال الأسنان وعدم الاعتناء بها.
غالباً ما ترتبط الآلام التي تصيب الأسنان بحالة التسوّس خصوصاً إذا كان السن قد وصلت به حالة التسوّس إلى جذر السن مما يؤدي إلى إلتهابه مصحوباً بآلام. تشمل حالة علاج السن المصاب بالتسوّس بتنظيفه ثم تحشيته Tooth filling إذا كان التسوّس بسيطاً ولم يصل إلى الجذر. أما في حال وصوله إلى الجذر فإن ذلك يتطلب معالجة قناة الجذر Root canal treatment وتحشيته وقد يتطلب الأمر تغطية السن بواسطة التاج Crown لكي يكون السن قوياً ومتماسكاً. (*)

(*) Cf. Carranza's Clinical Periodontology, 11th edition, Michael G. Newman, Henry H. Takei, Perry R. Klokkevold, and Fermin A. Carranza, Saunders, Philadelphia, 2011, PP: 134–135, 380–381, 449, 460.

Drill 22

- **Expanding vocabulary**

مضاعفة المفردات

  - Write a brief account in English on **the dental caries text**.

الإسهال عند الأطفال

Diarrhea in children

الإسهال هو خروج البراز بشكل رخو أو سائل القوام يصاحب الأطفال فيه الرغبة في استعمال الحمام لعدة مرات وهذه حالة شائعة بين الأطفال.
يصاب الأطفال بالإسهال لأسباب عديدة منها ما هو متعلق بالبيئة ومنها نتيجة لعدوى أو مرض ما أو بسبب تناول بعض الأدوية التي من أعراضها الجانبية الإسهال أو بسبب تناول غذاء غير صحي ملوّث.

من الأعراض المصاحبة للإسهال آلام في البطن والتعب والمغص Colic والحرارة والتقيؤ Vomit وفقدان الشهية loss of appetite وغيرها. ينصح الأطباء الأمهات حين يعاني أطفالهن من الإصابة بحالات الإسهال إعطاء الطفل السوائل والأملاح اللازمة ومراجعة الطبيب لوصف الأدوية والعلاجات الضرورية. (*)

(*) Cf. Complete Medical Encyclopedia, American Medical Association, Random House Reference, New York, 2003, PP: 464–465.

- Cf. Harrison's Principles of Internal Medicine, 16th edition, T. R. Harrison and others, McGraw-Hill, Medical Publishing Division, New York, 2005, PP: 224–233.
- Cf. Davidson's Principles & Practice of Medicine, 20th Edition, Churchill Livingstone, Edinburgh 2006, PP: 293–295, 869–870.

Drill 23

- **Integrated skills**

مهارات متحدة

This is a multiple-choice practice based on integrated skills.

- The questions are about vocabulary in context, essential concepts, specific details, and inferences.
- There is only one correct answer for each question.
- Read **the diarrhea in children text** carefully, and then check the bullet of the choice that is the best answer for each question.

1 الإسهال هو خروج البراز بشكل:

- رخو القوام
- صلب القوام
- شديد الصلابة

2 يصاحب الإنسان فيه الرغبة في استعمال:

- المكتبة
- المخزن
- الحمام

3 يعتبر الاسهال من المشاكل الصحية التي تصيب:

- الجهاز التنفسي
- الجهاز الهضمي
- الجهاز العصبي

4 من الأعراض المصاحبة للإسهال:

- آلام في البطن
- آلام في أصابع القدمين
- آلام في المفاصل

5 ينصح الأطباء الأمهات حين يعاني أطفالهن من الإصابة بحالات الإسهال:

- بمراجعة الطبيب
- بالذهاب للتسوق
- بطبخ الطعام

الكسور عند الأطفال

Fractures in children

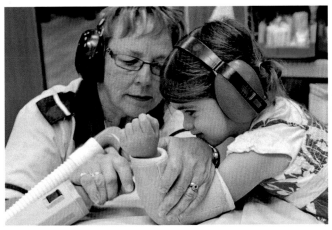

Figure 2.7 A cast removal

الكسور عند الأطفال حالة شائعة وكثيراً ما تحدث نتيجة للحركة المستمرة التي تؤدي أحياناً إلى السقوط من مرتفع كالسلالم أو الأشجار أو الأرجوحات أثناء اللعب في الحدائق العامة أو البيت أو النوافذ أو بسبب الاصطدام بالحواجز وأحيانا نتيجة حوادث السيارات وغيرها.

إنّ العظام التي يكثر تعرضها للكسور هي عظام اليدين أو المرافق أو الرجلين أو الساقين وغيرها. في هذه الحالة يجب الاتصال الفوري بقسم الطوارئ لنقل الطفل إلى المستشفى لأخذ الأشعة والعلاجات اللازمة كوضع الجبيرة اللازمة على العضو المكسور لغرض إعادته لوضعه الطبيعي خلال فترة زمنية.

ينصح الأطباء بالعناية التامة بالطفل المصاب حتى يتم شفاؤه تماماً. (*)

(*) Cf. Complete Medical Encyclopedia, American Medical Association, Random House Reference, New York, 2003, PP: 580–581.

Drill 24

- **Selection review (A)**

نص للمراجعة

- Review the **fractures in children selection**, and then answer the questions that follow in Arabic, paying special attention to Figure 2.7.

1 .ما هي أسباب حدوث الكسور عند الأطفال؟
2 ما هي العظام التي تتعرض للكسر أكثر من غيرها؟
3 ما الذي يتطلب أن يفعله الوالدان في حالة حدوث كسر في ساق طفلهما؟
4 بماذا ينصح الأطباء الوالدين؟

الصداع عند الأطفال

Headache in children

الصداع أو آلام الرأس هي حالة منتشرة لدى الأطفال بشكل عام ولابد من استشارة الطبيب للوقوف على الأسباب الرئيسية لهذا الألم الذي يتعرض له طفلهما من أجل معرفة الأسباب الجوهرية وأخذ العلاجات الطبية اللازمة.
يؤثر الصداع في حياة الأطفال وفي سلوكهم حيث يؤدي إلى تغيب الأطفال عن مدارسهم وعدم ممارستهم أنشطتهم وفعالياتهم اليومية الثقافية منها والاجتماعية وهذا التغيب يسبب هبوطاً في مستوياتهم التعليمية والأكاديمية.
يبدو أن من ضمن الأسباب التي تؤدي إلى الصداع إلى جانب الإجهاد والتعب من كثرة ممارسة النشاطات اليومية للأطفال قد تكون وراثية أو حالات مرضية مصاب فيها الطفل والتي تتطلب الفحوصات الطبية الدقيقة لغرض معالجتها. تتعدد أنواع الصداع في الميدان الصحي وفي كل الحالات لابد من الفحوصات الدورية والمتابعة الطبية اللازمة.(*)

(*) Cf. Harrison's Principles of Internal Medicine, 16th edition, T. R. Harrison and others, McGraw-Hill, Medical Publishing Division, New York, 2005, PP: 85–94.

- Cf. Complete Medical Encyclopedia, American Medical Association, Random House Reference, New York, 2003, PP: 632–634.

Drill 25

- **Selection review (B)**

نص للمراجعة

- Review **the headache in children selection**, and then answer the questions that follow in Arabic:

1 ما هي أسباب الصداع؟
2 هل يؤثر الصداع في حياة الأطفال وسلوكهم ؟

3 ما الذي يتطلب أن يفعله الوالدان في حالة شكوى طفلهما من الصداع؟

4 بماذا ينصح الأطباء الوالدين؟

Drill 26

- **Vocabulary workshop**

ورشة المفردات

- Select five Arabic vocabulary words from each of the following selections.
- Write them in the cells provided.
- Rewrite them on flashcards in both Arabic and English, and exchange them with your classmates.
- Memorize them well since medical Arabic depends on the range and accuracy of your active vocabulary acquisition.

- Asthma in Children

- Alzahrawi

- Tonsillitis in Children

- Ear Infection in Children

- Vaccines

- Diarrhea in Children

- Fractures in Children

Chapter 3
Gastrointestinal tract

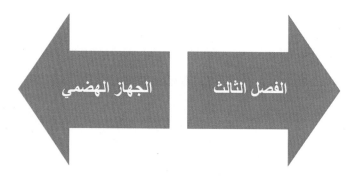

الفصل الثالث   الجهاز الهضمي

نظرة عامّة

Overview

الجهاز الهضمي ويسمى أيضاً القناة الهضمية or Digestive system
gastrointestinal system (GI tract), also known as the alimentary canal,
عبارة عن قناة طويلة متعرجة تقوم بعمليات متعددة لتكسير مكونات
الطعام وتحويلها إلى جزئيات صغيرة لكي يسهل امتصاصها لتوفير
الطاقة التي يحتاجها جسم الإنسان. تتم هذه العملية عبر مراحل تبدأ
من الفم وتنتهي بالفتحة الشرجية. هذه الأعضاء منها ما هو رئيسي
ومنها ما هو ثانوي وكل عضو مسؤول عن أداء مهامه الوظيفية بدقة
متناهية.

يعتبر الجهاز الهضمي المسؤول المباشر عن نقل الغذاء الممتص إلى الأوعية الدموية والقلب والتي يتم من خلالها نقل الغذاء إلى باقي أعضاء الجسم كافة. إن حركة الطعام من الفم حتى وصوله الفتحة الشرجية تبدأ بتناول الطعام Ingestion عن طريق الفم ثم المضغ Mastication ثم البلع Swallowing ليدخل الطعام عن طريق البلعوم ثم المريء إلى المعدة بواسطة مجموعة من الانقباضات المستمرة Peristalsis المنتظمة من أجل تمرير الطعام من الفم إلى المعدة.

يتكون الجهاز الهضمي من مجموعة من الأعضاء لكل منها وظيفة محددة تساعد في إتمام عملية الهضم وهي:

1 التجويف الفمّي Oral cavity ويحتوي على الأسنان Teeth واللسان Tongue
2 البلعوم Pharynx
3 المريء Esophagus وهو عبارة عن أنبوب بين البلعوم والمعدة
4 المعدة Stomach
5 الأمعاء الدقيقة Small intestine or small bowel تتكون من الأثني عشر Duodenum والصائم Jejunum والدقاق Ileum
6 الأمعاء الغليظة Large intestine or large bowel وهي آخر أعضاء الجهاز الهضمي وتتكون من الأعور Cecum وتلحق به الزائدة الدودية والقولون Colon والمستقيم Rectum ثم تأتي فتحة الشرج Anus
7 الكبد Liver
8 المرارة Gallbladder
9 البنكرياس Pancreas (*)

(*) Cf. Complete Medical Encyclopedia, American Medical Association, Random House Reference, New York, 2003, PP: 467–468. It says "[t]he digestive system can be considered to be a long tube stretching the full length of the body from the mouth to the anus."

- Cf. Textbook of Physical Diagnosis: History and Examination, 6th edition, Mark H. Swartz, Saunders, New York, 2009, PP: 478–479.

- Cf. The Language of Medicine, 9th edition, Davi-Ellen Chabner, Saunders, Philadelphia, 2010, PP: 142–151.

Drill 01

- **Comprehension**

الاستيعاب

- Read **the overview text** carefully, and then with a classmate, determine whether each of the following statements is true or false. Confirm yours answer with another classmate.

True صحيح	False خطأ		
		الجهاز الهضمي ليس قناة طويلة متعرجة.	1
		يقوم الجهاز الهضمي بعمليات متعددة لتكسير مكونات الطعام وتحويلها إلى جزئيات صغيرة.	2
		لا يعتبر الجهاز الهضمي المسؤول المباشر عن نقل الغذاء الممتص إلى الأوعية الدموية والقلب.	3
		لا تبدأ حركة الطعام من الفم بل من البلعوم.	4
		يدخل الطعام إلى المعدة عن طريق البلعوم ثم المريء بواسطة مجموعة من الانقباضات المستمرة.	5
		يتكون الجهاز الهضمي من مجموعة من الأعضاء لكل منها وظيفة محددة تساعد في إتمام عملية الهضم.	6

True صحيح	False خطأ		
		ليس المريء أنبوباً بين البلعوم والمعدة.	7

استئصال الزائدة الدودية

Appendectomy

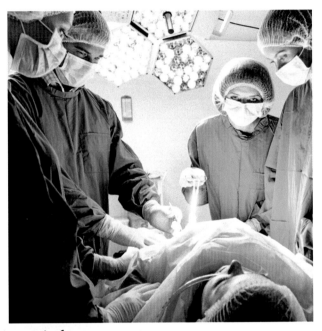

Figure 3.1 A surgical team

الزائدة الدودية Appendix عبارة عن قطعة صغيرة في نهاية المصران الأعور Cecum وتكون على هيئة إسطوانية مسدودة النهاية وتقع في بداية الأمعاء الغليظة Large intestine.

يحدث أن تلتهب الزائدة الدودية Appendicitis فتسبب آلاماً شديدة تبدأ عادة حول منطقة السرّة ثم تنتقل إلى جهة اليمين أسفل البطن فتبدو أعراض الغثيان وفقدان الشهية وانتفاخ البطن.

نظراً لما لتلك الالتهابات من مضاعفات عديدة وخطورة على حياة المريض فإن ذلك قد يؤدي إلى انفجار الزائدة الدودية ويسبب الوفاة في الحالات الشديدة ولهذا ينصح الأطباء باستئصال الزائدة الدودية إما بعملية جراحية مفتوحة Open surgery أو بواسطة المنظار Laparoscopically بعدها يخضع المريض إلى استراحة لبضعة أيام قبل أن يعود لمزاولة نشاطه اليومي. (*)

(*) Appendectomy is a surgical removal of the appendix.

- Cf. Complete Medical Encyclopedia, American Medical Association, Random House Reference, New York, 2003, PP: 188–189.
- Cf. Harrison's Principles of Internal Medicine, 16th edition, T. R. Harrison and others, McGraw-Hill, Medical Publishing Division, New York, 2005, PP: 1807–1808.

المفردات التراكمية لنص استئصال الزائدة الدودية

Cumulative vocabulary of appendectomy text

Appendix	الزائدة الدودية	1
Appendicitis	التهاب الزائدة الدودية	2
Cause	سبب	3
Pain	ألم	4
Around	حول	5
Location	منطقة	6
Navel	السرّة	7
Side	جهة	8
Abdomen	البطن	9

Symptoms	أعراض	10
Nausea	غثيان	11
Lose	فقدان	12
Swelling	انتفاخ	13
Going down	انخفاض	14
Happen	يحدث	15
Danger	خطر	16
Multiples	مضاعفات	17
Blow out	انفجر	18
Case	حالة	19
Advise	ينصح	20
Operation	عملية	21
Laparoscope	منظار	22
Undergo	يخضع	23
Practice	مزاولة	24
Rest	استراحة	25

Drill 02

- **Interactive practice**

ممارسة تفاعلية

- Complete the following sentences by inserting the appropriate words or phrases from **the appendectomy text**.

1 الزائدة الدودية Appendix عبارة . . . . المصران الأعور Cecum.

2 وتكون على . . . . وتقع في بداية . . . . الغليظة Large intestine.

3 يحدث أن . . . . الدودية Appen-dicitis فتسبب آلاماً شديدة.

4 فتبدو . . . . وانتفاخ البطن.

5 نظراً لما للالتهابات من . . . . على حياة المريض.

6 فإن ذلك قد يؤدي إلى . . . . في الحالات الشديدة.

7 ينصح الأطباء . . . . الزائدة الدودية إما . . . . مفتوحة Open operation أو بواسطة المنظار Laparoscopically.

Drill 03

- **Reading strategy – interacting with the text**

استراتيجية القراءة ـ التفاعل مع النصّ

  - Read the following excerpts from **the appendectomy text**, and then organize them chronologically.

1 ونظراً لما لتلك الالتهابات من مضاعفات عديدة وخطورة على حياة المريض فإن ذلك قد يؤدي إلى انفجار الزائدة الدودية ويسبب الوفاة في الحالات الشديدة.

2 الزائدة الدودية Appendix عبارة عن قطعة صغيرة في نهاية المصران الأعور Cecum تكون على هيئة إسطوانية مسدودة النهاية وتقع في بداية الأمعاء الغليظة Large intestine or large bowel

3 مع حدوث ألم شديد عند الضغط على الجانب الأيمن أسفل البطن.

4 يحدث أن تلتهب الزائدة الدودية Appendicitis فتسبب آلاماً شديدة تبدأ عادة حول منطقة السرّة ثم تنتقل إلى جهة اليمين أسفل البطن فتبدو أعراض الغثيان وفقدان الشهية وانتفاخ البطن وانخفاض درجة حرارة الجسم.

Drill 04

- **Word combinations**

تراكيب الكلمة

- Make as many word combinations as you can in English and Arabic using words from the cumulative vocabulary of **the appendectomy text**, and then write them in the provided cells.

	English combinations	*Arabic combinations*
▶		
▶		
▶		
▶		
▶		

	English combinations	Arabic combinations
▶		
▶		
▶		
▶		
▶		

Drill 05

• **Mix and match**

امزج وماثل

• Match each word in column A with an appropriate word from column B to make meaningful phrases, and then write them in column C. Write their English equivalents in column D.

Column D	Column C		Column B	Column A
		1	الغليظة	زائدة
		2	البطن	جهاز
		3	الأيمن	تجويف
		4	الهضم	نقل
		5	الفم	الأمعاء
		6	الغذاء	انتفاخ
		7	دودية	الجانب

Drill 06

- **Multiple choice**

خيارات متعددة

- Fill in the blanks with the appropriate word from those given in cells A, B, and C. Demonstrate all aspects of agreement.

A	B	C		
نحيف	شديد	طويل	أشعر بألم .... في الجهة اليمنى من البطن.	1
الزائدة	الأمعاء	الحالة	هذه أعراض .... الدودية.	2
الطعام	الدم	الماء	أنتَ بحاجة إلى إجراء تحليل عام لـ	3
الذراع	الرأس	المريض	.... بحاجة إلى تنظير القولون.	4
القرحة	الوجبة	الورقة	هذه أعراض .... المعدية.	5
السرعة	الرياضة	الحبوب	تناول ....ثلاثة أوقات في اليوم.	6

A	B	C		
العواصف	الموجات	الرياح	في مثل هذه الحالة لا بد من فحص البطن والحوض بالـ .... .فوق .... الصوتية.	7

Drill 07

• **Meeting the patient**

مقابلة المريض

• Request the Arabic answers to the following English questions.

1 Have you had pain in your abdomen?
2 Do you think that anything at work is affecting your health now?
3 Does the pain radiate?
4 Do you often feel nauseated?
5 Have you ever noticed blood in your stool?
6 Have you observed any change in your bowel habits?
7 Do you suffer from constipation?
8 Do you have diarrhea?
9 Do you have a good appetite?
10 Are you on diet?
11 Have you lost weight?
12 How much liquid do you drink a day?
13 Did you notice swelling in your abdomen?
14 Does anybody in your family have a history of GI tract disorder?
15 How do you take care of your teeth and gums?

ابن النفيس

Ibn Alnafis

١٢١٣م–١٢٨٨م

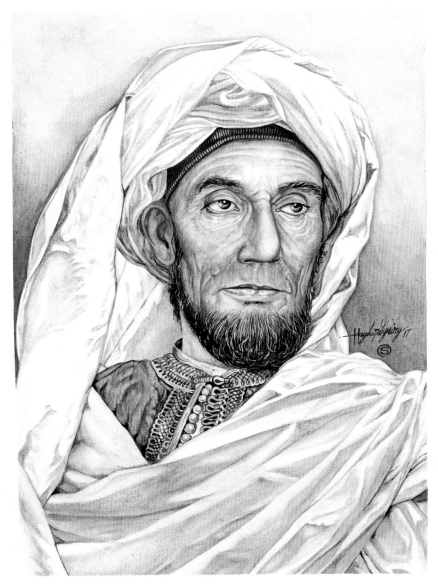

Figure 3.2 Ibn Alnafis

هو علي بن أبي الحزم القرشي الملقب بابن النفيس طبيب عربي ولد في دمشق عام 1213م وبها نشأ ودرس واشتغل في الطب. يعتبر ابن النفيس من أبرع الأطباء في عصره حيث يعد من الأوائل الذين اكتشفوا الدورة الدموية الصغرى. قرأ ابن النفيس أغلب مؤلفات من سبقوه من الأطباء وعلّق عليها وشرح بعضها وكان من معاصري الطبيب ابن أبي أصيبعة وصديقاً له وكان يحاوره في ميادين علمية شتى في المنطق والفلسفة وعلوم الطب وقد سافرا سوية للعمل في مصر حيث اشتغلا في المستشفيات هناك وأصبح ابن النفيس رئيس الأطباء في مصر.

كان الطبيب ابن النفيس شديد الاهتمام بمرضاه حيث يقوم بعلاجهم بكثير من العطف والرحمة والإنسانية ويشرف عليهم بنفسه ويصف لهم الأدوية والعلاجات وكان يناقش مع طلابه الأعراض والظواهر المرضية من أجل إعدادهم إعداداً علمياً وطبياً جيداً.
توفي ابن النفيس بمصر عام 1288م.
من أهم مؤلفاته:

1 المهذب في الكحالة - (طب العيون)
2 الشامل في الطب
3 الموجز في الطب
4 شرح فصول أبقراط في الطب
5 شرح القانون لإبن سينا
6 المختار في الأغذية (*)

(*) بتصرف من المراجع:

- الأعلام - خير الدين الزركلي - دار العلم للملايين بيروت - لبنان الطبعة الخامسة عشرة 2002م 4/270–271
- أعلام المبدعين من علماء العرب المسلمين - علي عبدالفتاح ، مكتبة ابن كثير - دار ابن حزم ، الكويت - حولي ، الجزء الأول ، الطبعة الأولى 2010م 1/505–508

- معجم العلماء العرب ، باقر أمين الورد المحامي الجزء الأول راجعه الأستاذ كوركيس عواد عالم الكتب مكتبة النهضة بيروت - لبنان الطبعة الأولى 1986م 62/1
- موسوعة علماء العرب والمسلمين - دكتور محمد فارس المؤسسة العربية للدراسات والنشر بيروت - لبنان دار الفارس للنشر والتوزيع الطبعة الأولى 1993م ص18
- عيون الأنباء في طبقات الأطباء - ابن أبي أصيبعة الطبعة الأولى مصر 1881م ص2-5
- موجز دائرة المعارف الإسلامية - الطبعة الأولى مركز الشارقة للإبداع الفكري 1998م ص281-284

Drill 08

- **Building reading skills**

تعزيز مهارة القراءة

- Read **the Ibn Alnafis text** carefully and then answer the following questions in Arabic.

1 مَنْ هو ابن النفيس؟
2 ما هي أهم مؤلفاته؟
3 هل يعتبر ابن النفيس من أوائل الأطباء الذين اكتشفوا الدورة الدموية الصغرى؟
4 من هو الطبيب العربي الذي كان صديقاً ومرافقاً لابن النفيس؟
5 هل كان ابن النفيس شديد الاهتمام بمرضاه وكيف؟
6 ماذا كان يناقش ابن النفيس مع طلابه؟
7 أين اشتغل ابن النفيس وما هي وظيفته؟

Drill 09

- **Improving vocabulary skills**

تحسين مهارة المفردات

- Fill in the blanks with an appropriate word from the following word bank.

WORD BANK					
المرارة	الاثنا عشر	الكبد	الفم	البنكرياس	شديد
القولون	اللسان	المعدية	المريء	الأمعاء الدقيقة	الأمعاء الغليظة

1 عندي التهاب .... في البلعوم منذ ثلاثة أيام.

2 يعاني والدي منذ سنة من القرحة .... و هو مستمر في مراجعة الأطباء.

3 .... أنبوب يربط بين البلعوم والمعدة.

4 .... تتكون من الأثني عشر والصائم والدقاق.

5 .... وهي آخر أعضاء الجهاز الهضمي وتتكون من الأعور Cecum وتلحق به الزائدة الدودية و .... والمستقيم Rectum ثم تأتي .... الشرج Anus.

تنظير القولون

Colonoscopy

تنظير القولون Colonoscopy هو فحص يقوم به طبيب متخصص بواسطة إدخال أنبوب مرن Endoscopy من فتحة الشرج Anus ثم

المستقيم Rectum ثم القولون Colon وأحياناً يصل إلى الجزء الأخير من الأمعاء الدقيقة Terminal ileum. في رأس هذا الأنبوب المرن مثبتة كاميرا ترسل الصور مباشرة إلى شاشة التلفزيون الموجودة أمام الطبيب للمتابعة والمعاينة وإجراء الفحص الطبي.

خلال عملية التنظير يمكن للطبيب أخذ عينة نسيج للفحص المخبري Biopsy ويمكنٍ بواسطة هذا التنظير أيضاً إزالة بعض الزوائد اللحمية الصغيرة جداً. Polyps

يمكن أن تساعد عمليات تنظير القولون في التحري عن سرطان القولون Colon cancer screening في مراحله المعينة بناءً على أعراض مرضية يرى الطبيب من خلالها أن المريض بحاجة إلى إجراء التنظير لمعرفة معاناة المريض الصحية. ينصح الأطباء بإجراء التنظير الروتيني للأشخاص في عمر الـ ٥٠ فما فوقٍ. أما المرضى الذين لديهم تاريخ عائلي للإصابة بالمرض فإنهم غالباً ما يتم إجراء التنظير لهم بفترة عمرية أقل من ذلك. وقبل إجراء التنظير يسجل الطبيب كل المعلومات عن تاريخ المريض الطبي السابق والحالي والأدوية التي يتناولها والحالات المرضية التي يعاني منها لأخذها بنظر الاعتبار قبيل إجراء التنظير تحسباً لأية حالة طارئة. لإجراءات تنظير القولون بشكل صحيح يجب على المرضى تنظيف القولون من أية مواد صلبة feces ولمدة ثلاثة أيام أو أكثر قبل إجراء التنظير عن طريق اتباع حمية معينة والاكتفاء بالسوائل الخالية من الألياف بكمية كافية. وغالباً ما يعطى المريض تحضيرات معينة أو مسهّلات تساعد على تروية الأمعاء وتنظيف القولون. بعد الانتهاء من إجراء التنظير يأخذ المريض قسطاً من الراحة قبل المغادرة. (*)

(*) Cf. The Language of Medicine, 9th edition, Davi-Ellen Chabner, Saunders, Philadelphia, 2010, PP: 191, 198, 199, 201.

- Cf. Davidson's Principles & Practice of Medicine, 20th edition, Churchill Livingstone, Edinburgh, 2006, PP: 860–861.

- Cf. Complete Medical Encyclopedia, American Medical Association, Random House Reference, New York, 2003, PP: 386–387.

Drill 10

- **Writing skills**

مهارة الكتابة

- Choose 12 words you like from **the colonoscopy text**, and then write them in the following provided cells.

	9		5		1
	10		6		2
	11		7		3
	12		8		4

Drill 11

- **Comprehension**

الاستيعاب

- Read **the colonoscopy text** carefully, and then answer in Arabic the following English questions.

1 What is a colonoscopy?
2 Can the doctor take a biopsy during a colonoscopy?
3 Does a colonoscopy help in colon cancer screening?
4 Should the patient be on a particular diet before colonoscopy?
5 Is cleaning the colon required before an endoscopy?

Drill 12

- **Elicitation**

الاستنباط

- Write out the necessary English questions to your patient to elicit the following Arabic responses.

1 يشكو المريض من آلام في الجهة اليمنى السفلى من البطن.
2 يشكو المريض من أوجاع في رأسه منذ فترة زمنية.

3 يشكو المريض من حرقة في عينيه.

4 يشكو المريض من مشاكل في البلع والمضغ.

5 يشكو المريض من الغثيان والتقيؤ.

6 يشكو المريض من حالات إسهال متقطعة.

7 يشعر المريض أنه بعد الانتهاء من التغوط كأنه بحاجة إلى إعادتها مرة أخرى.

مرض السكَّري

Diabetes mellitus

مرض السكَّري Diabetes mellitus من الأمراض ذات الانتشار الواسع بين فئات الناس والذي تكون فيه مستويات سكر الجلوكوز في الدم أعلى من الحد الطبيعي.

السكَّري عبارة عن خلل يحدث إما في إنتاج غدة البنكرياس لكمية كافية من الأنسولين أو أن خلايا الجسم لا تستجيب بشكل صحيح للأنسولين المنتج. إن وظيفة الأنسولين هي المساعدة على دخول السكر إلى الخلايا لتوليد الطاقة الكافية. عندما تقل كمية الأنسولين يؤدي ذلك إلى تجمع السكر وتراكمه في الدورة الدموية بدلاً من توزعه على خلايا الجسم كافة.

إن أعراض مرض السكري تختلف بحسب درجات الإصابة به لكنها بشكلها العام تتباين بين فقدان الوزن أو زيادته وحاجة المريض للتبول وشرب كميات كبيرة من الماء وضعف في البصر وظهور بعض الالتهابات والتوتر والخمول وازدياد الشهية للطعام وغيرها.

يصنف الأطباء نوعين من مرض السكري وهما مرض السكري من النوع الأول ومرض السكري من النوع الثاني. ينصح الأطباء في مثل هذه الحالات بالتغذية الصحية الجيدة والرياضة البدنية والحد من التدخين والتحكم في ضغط الدم والتخلص من الوزن الزائد والابتعاد عن تناول الحلويات التي تحتوي على نسبة عالية من السكر والتعايش بأسلوب حياتي متوازن.

إن علاج مرض السكري قد يكون بواسطة الحبوب أو الحقن حسب حالة المريض لكن الإهمال وعدم المتابعة الصحية الدقيقة يؤدي إلى مضاعفات شديدة كالأمراض القلبية الوعائية أو القصور الكلوي وبطء التئام الجروح وتلف في شبكية العين مما يؤدي إلى العمى وغيرها. يوصي الأطباء المرضى بقياس نسبة السكر في الدم يومياً وذلك بأخذ عينة دم من الإصبع واختبارها بجهاز متوفر وسهل الاستعمال والحمل والتداول. (*)

(*) Cf. Complete Medical Encyclopedia, American Medical Association, Random House Reference, New York, 2003, PP: 453–461.
- Cf. The Language of Medicine, 9th edition, Davi-Ellen Chabner, Saunders, Philadelphia, 2010, PP: 233, 768.
- Cf. Davidson's Principles & Practice of Medicine, 20th edition, Churchill Livingstone, Edinburgh, 2006, PP: 805–847.

Drill 13

- **Working with the text**

العمل مع النص

- Read **the diabetes text** carefully and then fill in the blanks with the most appropriate word.

1 مرض . . . . من الأمراض ذات الانتشار الواسع بين فئات الناس.

2 السكَّري عبارة عن خلل يحدث إما في إنتاج . . . . لكمية كافية من الأنسولين أو أن خلايا الجسم لا تستجيب بشكل صحيح للأنسولين المنتج.

3 عندما تقل كمية . . . . ذلك إلى تجمع السكر وتراكمه في الدورة الدموية بدلاً من توزعه على خلايا الجسم كافة.

4 يصنف الأطباء نوعين من مرض السكري وهما . . . . ومرض السكري من النوع الثاني.

٥ ينصح الأطباء في مثل هذه الحالات . . . .
. . . . والرياضة البدنية والحد من
التدخين والتحكم في . . . . والتخلص من الوزن
الزائد والابتعاد عن تناول . . . . . . التي تحتوي على نسبة عالية
من السكر والتعايش بأسلوب . . . .
. . . .

٦ إن علاج مرض السكّري قد يكون بواسطة . . . .
. حسب حالة المريض لكن الإهمال وعدم المتابعة الصحية الدقيقة
يؤدي إلى . . . .
. . . .
شديدة.

٧ يوصي الأطباء بقياس . . . .
. . . . يومياً وذلك بأخذ عينة دم من الإصبع واختبارها
. . . .
. . . .
. . . . . . وسهل الاستعمال.

Drill 14

• **Translation**

الترجمة من الإنجليزية إلى العربية

• Translate the following English sentences into Arabic.

1 Why do doctors recommend periodic colon examinations?
2 What is the appendix?
3 Is the digestive system directly responsible for the transfer of food absorbed to the blood vessels and the heart?
4 Is the esophagus a tube connecting the pharynx and stomach?
5 Did anyone in your family have cancer?
6 Can a colonoscopy help with colon cancer screening?
7 Is diabetes a defect in the pancreas gland that produces enough insulin?

فحص البطن بالموجات فوق الصوتية (السونار)

Abdominal ultrasonography

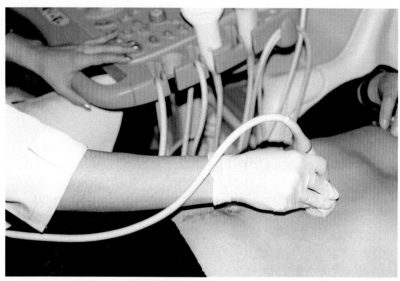

Figure 3.3 Abdominal ultrasonography

يتم فحص البطن بالموجات فوق الصوتية Ultrasound بواسطة إرسال موجات صوتية للأعضاء الداخلية لبيان حالتها من حيث المكان والشكل والبنية والحركة داخل البطن وذلك لتشخيص الحالات المرضية المختلفة واضطرابات تدفق الدم في الأوعية الدموية. هذه الأعضاء من مثل الكبد Liver وكيس المرارة Gallbladder والبنكرياس Pancreas والطحال Spleen والكلى Kidney والأوعية الدموية Blood vessels والمثانة Bladder والرحم Uterus والبروستات Prostate.

يقوم الطبيب المختص بالأشعة بدهن مادة هلامية على البطن ومن ثم يقوم بتمرير المحوّل على مناطق مختلفة من البطن.

يعتبر هذا الفحص مريحاً للمريض وغير متسبب في أية آلام ولا أضرار في أنسجة الجسم. (*)

(*) Cf. Complete Medical Encyclopedia, American Medical Association, Random House Reference, New York, 2003, PP: 1251–1252.

- Cf. The Language of Medicine, 9th edition, Davi-Ellen Chabner, Saunders, Philadelphia, 2010, P: 196.
- Cf. Davidson's Principles & Practice of Medicine, 20th edition, Churchill Livingstone, Edinburgh, 2006, P: 874.

Drill 15

- **Summarization**

التلخيص من العربية إلى الإنجليزية

  - Write a brief English summary to **the abdominal ultrasonography text**, paying special attention to Figure 3.3.

Drill 16

- **Odd word out**

الكلمة غير المتجانسة

  - Circle the word that does not belong to each set.

المريء	الجامعة	الرحم	الطحال	الكبد	1
الأقلام	المستشفى	الطبيب	الأدوية	القولون	2
الفم	الأشجار	الأمعاء الدقيقة	الأوعية الدموية	المرارة	3
الشبابيك	الأوردة	الدوخة	السكري	القلب	4
الأوراق	القلب	الكلية	اللسان	الأنسجة	5

Drill 17

- **Rearranging words into sentences**

إعادة ترتيب كلمات الجمل

  - Unscramble the words in each set to form full, meaningful sentences, and then write them in the cells provided.

I	السكري	الأمراض	بين	من	الشائعة	الناس	. . . .
2	القولون	به	طبيب	تنظير	يقوم	متخصص	. . . .
3	الهضمي	طويلة	قناة	الجهاز	متعرجة	هو	. . . .
4	الدقيقة	من	أجزاء	الأمعاء	ثلاثة	تتكون	. . . .
5	من	تتكون	أربعة	الغليظة	أجزاء	الأمعاء	. . . .

Drill 18

- **Essay**

مقالة

- Write a text of approximately 80 words in true Arabic style about tension and stress which are parts of healthy development. Here are some ideas to get you started:
  - How stressed are you?
  - Does stress affect your ability to make good decisions?
  - How do you relieve stress?

Drill 19

- **Medical specialists**

الأطباء الاختصاصيون

- Identify the medical specialist who treats each of the following cases.

I	مريض يشكو من أمراض جلدية	
2	مريضة تشكو من تقلصات في الرحم	

	مريضة تشكو من ضعف البصر	3
	مريضة ابنها مصاب بالسعال الديكي	4
	مريض يشكو من التهاب اللوزتين	5
	مريض يشكو من الربو	6
	مريض يشكو من آلام في المفاصل	7

Drill 20

• **Building vocabulary**

بناء المفردات

• Mix and match terms or words from the key word box to create meaningful structures; then write them in both Arabic and English in the provided cells.

KEY WORD BOX			
تنظير	الأوعية	مرض	السكري
الدموية	القولون	البنكرياس	غدة
المرارة	الأنسولين	كيس	هرمون

	Arabic	*English*
1		
2		
3		
4		
5		

Drill 21

- **Speaking skills**

مهارة التكلم

- Improve your speaking ability by means of reading each of the following structures, A, B, C, D, and E, three times before proceeding to the next one; then read all of A, B, C, D, and E together until you feel competent.

يتم فحص البطن بالموجات فوق الصوتية	A
يقوم الطبيب المختص بالأشعة بدهن مادة هلامية على البطن	B
الجهاز الهضمي عبارة عن قناة طويلة متعرجة يقوم بعمليات متعددة	C
خلال عملية التنظير يمكن للطبيب أخذ عينة نسيج للفحص المختبري	D
أعراض مرض السكري تختلف بحسب درجات الإصابة به	E

Drill 22

- **Recognizing specifics**

إيضاح المحددات

- In the cells of the following box, you will find terms of human body anatomy skeleton. Place each term next to its corresponding area in Figure 3.4.

الأمعاء الدقيقة	الأمعاء الغليظة	الكبد	المعدة
التجويف الفمّي	المريء	البلعوم	البنكرياس

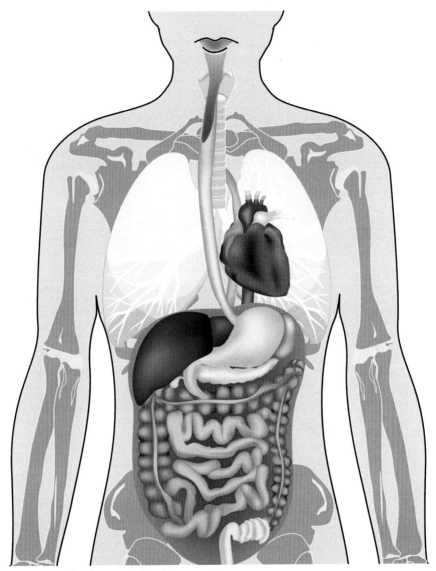

Figure 3.4 The human body anatomy

Drill 23

- **Mapping**

الرسم الخرائطي

- Complete the illustration of the selection by filling in three gastrointestinal terms used in **the colonoscopy, diabetes mellitus,**

and abdominal ultrasonography texts. Write them in both Arabic and English.

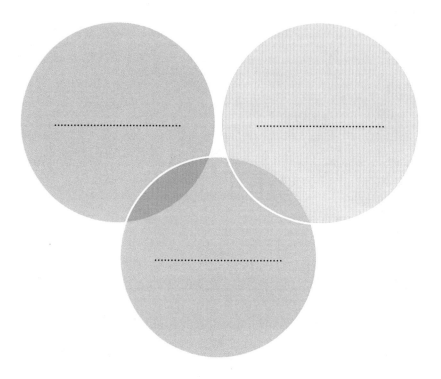

Drill 24

- **Expanding vocabulary**

مضاعفة المفردات

- Write a brief account about Figure 3.4 in Arabic.

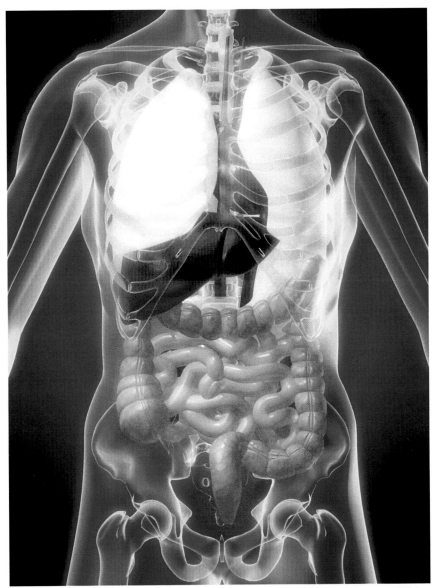

Figure 3.5 A rendered anatomy illustration of human organs with bellyache

القرحة الهضميّة

Peptic ulcer (PUD)

القرحة الهضمية Peptic ulcer هي تقرّح في الغشاء الداخلي (البطانة) وتحدث في المعدة فتسمى قرحة المعدة Stomach ulcer or gastric ulcer وفي الإثني عشر فتسمى قرحة الإثني عشر Duodenal ulcer.
أما بالنسبة لأعراض القرحة الهضمية فإنها تكون مصحوبة بآلام في القسم العلوي من البطن قبل أو بعد الأكل وتتسم هذه الآلام بالحرقة والألم الممل مما قد يتسبب في إيقاظ المريض من النوم بالإضافة إلى التقيؤ والغثيان.
إن الفحص الدقيق للقرحة الهضمية يكون بواسطة التنظير الداخلي Endoscopy لجهاز الهضم العلوي وهناك فحوصات أخرى يمكن أن يجريها الأطباء للمعدة والإثني عشر.
تتوقف علاجات القرحة الهضمية على طبيعة القرحة وسوء حالتها وتتراوح بين الأدوية والعلاج الجراحي. (*)

(*) Cf. Harrison's Principles of Internal Medicine, 16th edition, T. R. Harrison and others, McGraw-Hill, Medical Publishing Division, New York, 2005, PP: 1746–1747.
- Cf. The Language of Medicine, 9th edition, Davi-Ellen Chabner, Saunders, Philadelphia, 2010, PP: 165, 198.
- Cf. Complete Medical Encyclopedia, American Medical Association, Random House Reference, New York, 2003, PP: 968–969.

Drill 25

- **Integrated skills**

مهارات متحدة

- This is a multiple-choice practice based on integrated skills.
- The questions are about vocabulary in context, essential concepts, specific details, and inferences.
- There is only one correct answer for each question.
- Read **the peptic ulcer text** carefully, and then check the bullet of the choice that is the best answer for each question.

1 القرحة الهضمية هي:

- تقرّح في الغشاء الداخلي (البطانة) وتحدث في المعدة والاثني عشر
- تمدد في الغشاء الداخلي (البطانة) في المعدة والاثني عشر
- تمزّق في الغشاء الداخلي (البطانة) في المعدة والاثني عشر

2 أعراض القرحة الهضمية هي:

- آلام في القسم العلوي من البطن قبل أو بعد الأكل
- الألم في الصدر وضيق التنفس
- ازدياد الوزن وقوة الشهية للطعام

3 فحص القرحة الهضمية بواسطة:

- التنظير الخارجي
- التنظير الداخلي
- التنظير العمودي

4 يتوقف علاج القرحة الهضمية:

- على طبيعة القرحة وسوء حالتها
- على الاستغراق في النوم
- على ممارسة التمارين الرياضية

Drill 26

- **Indication**

تبيين

- Use the key word box to indicate the hospital department that would be most appropriate for the following patients.

KEY WORD BOX			
قسم الأمراض النسائية	قسم أمراض الأطفال	قسم أمراض الجهاز البولي والتناسلي	قسم أمراض جهاز القلب والأوعية الدموية

			KEY WORD BOX
قسم الأمراض العصبية	قسم أمراض الجهاز العضلي الهيكلي	قسم أمراض الجهاز الهضمي	قسم أمراض الجهاز الرئوي

1   مريض يشكو من حرقة في المعدة.

2   مريض يشكو من آلام في ساقه الأيمن.

3   مريض يشكو من تقيؤ وغثيان.

4   مريضة يشكو ابنها من الإسهال.

5   مريضة تشكو من آلام شديدة في أشهرها الأخيرة من الحمل.

6   مريض يشكو من آلام في ظهره.

7   مريض يشكو من حرقة شديدة أثناء التبول.

المسعفون

Medics

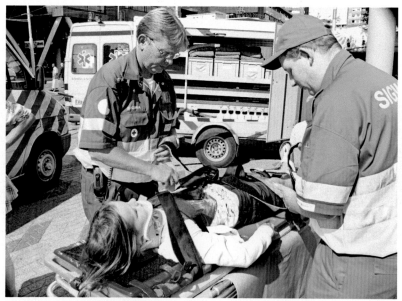

Figure 3.6 Medics and victim

المسعفون هم كل من يمارس عملاً في الميدان الطبي ويقدم الرعاية الأولية أو العلاج وغيرها من المهام الصحية. تندرج تحت مصطلح مسعف Medic الطبيب والممرض المدرَّب تدريباً طبياً للمشاركة في حدث صحي معين أو الذين يعملون في المراكز الصحية والمستشفيات والطوارئ ماعدا الذين يقومون بأعمال كتابية أو سكرتارية أو حفظ السجلات أو القيام بأعمال إدارية أو الصيانة والتنظيف وسواها خارج المهنة الصحية.

يقوم المسعفون بمهامهم مع المرضى والمصابين كلاً حسب تخصصه وتدريبه وشهادته التي حصل عليها قبل الالتحاق بمهنة المسعف. تتوقف مهارة المسعف على طبيعة التدريب الذي تلقاه والفترة الزمنية التي مارس فيها مهام مهنته كمسعف صحي.

Drill 27

- **Selection review**

المسعفون

- Review **the medics selection**, and then fill in the blanks with the appropriate word or words.

١ المسعفون هم كل من يمارس عملاً في . . . .
. . . . ويقدم الرعاية . . . .
الأولية أو العلاج.

٢ تندرج تحت مصطلح مسعف Medic . . . .
. . . . المدرَّب تدريباً طبياً للمشاركة في
حدث صحي معين.

٣ تتوقف مهارة المسعف على . . . . والفترة
الزمنية التي مارس فيها مهام مهنته كمسعف صحي.

٤ يقوم المسعفون بمهامهم مع . . . .
. . . كلاً حسب تخصصه وتدريبه وشهادته التي حصل عليها قبل
الالتحاق بمهنة المسعف.

غسيل الكلية

Kidney dialysis

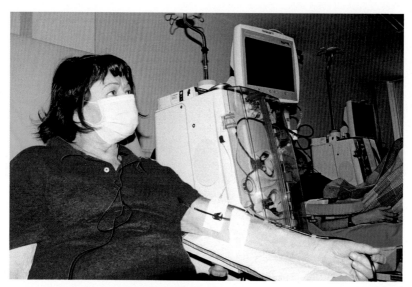

Figure 3.7 A woman receiving dialysis

الكليتان من الأعضاء المهمة في جسم الإنسان وتقعان في تجويف البطن على جانبي العمود الفقري. من ضمن وظائف الكلى تنقية الدم وتخليص الجسم من المواد الضارة وإخراجها عن طريق البول والمحافظة على توازن معدلات الماء والأملاح في الجسم إلى جانب وظائف هرمونية متباينة ومعادلة حموضة وقلوية الدم Balance of blood Acidity and Alkalinity. حين تفشل الكليتان بالقيام بهذه الوظائف فإنه لابد من الغسيل الصناعي باعتباره خياراً مؤقتاً للمصابين بالفشل الكلوي ويتم ذلك عادة بإشراف متخصصين من أطباء وممرضين. هناك حالات معينة يحتاج فيها المرضى لغسيل الكلى لعدة أيام أو أسابيع بعدها يستعيد المريض نشاطه الاعتيادي نسبياً ويمكن التأكد من ذلك بواسطة الفحوصات المختبرية. وهناك حالات معينة من الفشل الكلوي تتطلب زراعة كلى من أجل ديمومة الحياة حسب ما يقرره الأطباء المختصون. ينصح الأطباء بإجراء الفحوصات الدورية لوظائف الكليتين للتأكد من صحتهما وسلامتهما. (*)

(*) Cf. Complete Medical Encyclopedia, American Medical Association, Random House Reference, New York, 2003, PP: 463, 759, 760, 761.

- Cf. Harrison's Principles of Internal Medicine, 16th edition, T. R. Harrison and others, McGraw-Hill, Medical Publishing Division, New York, 2005, PP: 1663–1673.
- Cf. Davidson's Principles & Practice of Medicine, 20th edition, Churchill Livingstone, Edinburgh, 2006, PP: 436–437, 458–460, 491–496.

Drill 28

- **Selection review**

نص للمراجعة

- Fill in the blanks with the appropriate word or words from **the kidney dialysis text**, paying special attention to Figure 3.8.

1 الكليتان من الأعضاء المهمة في جسم الإنسان وتقعان . . . . . .
. . . .
. . . . . العمود الفقري.

2 من ضمن وظائف الكلى تنقية الدم . . . .
. . . . وإخراجها عن
طريق البول والمحافظة على توازن معدلات . . . .
. . . . في الجسم إلى جانب
وظائف هرمونية متباينة.

3 حين تفشل الكليتان بالقيام بهذه الوظائف فإنه لابد
من . . . . باعتباره خياراً مؤقتاً للمصابين . . . .
. . . .
. . . . ويتم ذلك عادة بإشراف
متخصصين من أطباء وممرضين.

4 ينصح الأطباء بإجراء . . . .
. . . .
. . . . للتأكد من صحتهما وسلامتهما.

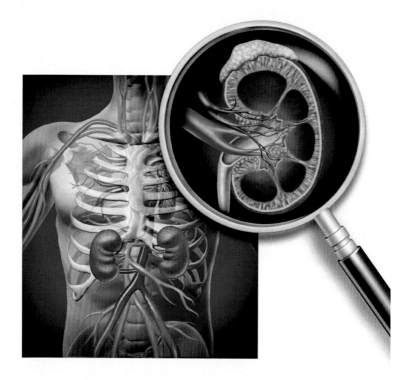

Figure 3.8 The anatomy of the human kidney

الغدة الدرقية

Thyroid gland

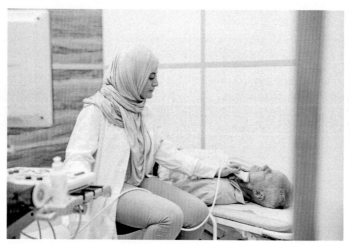

Figure 3.9 Thyroid ultrasonography

تقع الغدة الدرقية Thyroid gland في العنق أمام القصبة الهوائية
Windpipe وشكلها يشبه شكل الفراشة المفتوحة الجناحين. تتكون
الغدة الدرقية من فصّين Lobes كل فص يقع على جانب من القصبة
الهوائية والفصّان متصلان ببعضهما بواسطة نسيج يسمى Isthmus
ويحتويان على خلايا تقوم بإفراز هرمونات لها دور في عمليات التمثيل
الغذائي Metabolism في الجسم البشري.

تعتبر الغدة الدرقية من الغدد الحساسة في جسم الإنسان وعند تعرضها
لخلل في أداء وظيفتها فإنّ ذلك يؤدي إلى خلل في إنتاج هذه الهرمونات
مما يؤدي إلى نقص أو زيادة في أدائها الوظيفي على النحو التالي:

- النقص في نشاط الغدة الدرقية Hypothyroidism ومن الأعراض
  المصاحبة له الشعور بالتعب والخمول واضطراب في بعض
  الوظائف الحيوية في الجسم.

- الزيادة في نشاط الغدة الدرقية Hyperthyroidism ومن الأعراض
  المصاحبه له فقدان الوزن ورجفة في اليدين Hand tremor
  والشعور بالقلق Anxiety وغيرها.

وعلاج الحالتين يتمثل بتناول الأدوية التي يصفها الطبيب المتخصص
بأمراض الغدد وغالباً لا توجد ضرورة إلى تداخلات جراحية إلاّ في
الحالات المعقدة جداً. (∗)

(∗) Cf. Complete Medical Encyclopedia, American Medical Association, Random House Reference, New York, 2003, PP: 1211–1212.
- Cf. Harrison's Principles of Internal Medicine, 16th edition, T. R. Harrison and others, McGraw-Hill, Medical Publishing Division, New York, 2005, PP: 2104–2127.
- Cf. Davidson's Principles & Practice of Medicine, 20th edition, Churchill Livingstone, Edinburgh, 2006, PP: 744–763.

Drill 29

- **Writing skills**

مهارة الكتابة

- Choose 12 words you like from **the thyroid gland text**, and then write them in the provided cells.

	9		5		I
	10		6		2
	11		7		3
	12		8		4

Drill 30

- **Vocabulary workshop**

ورشة المفردات

  - Select five Arabic vocab words from each of the following selections.
  - Write them in the cells provided.
  - Rewrite them on flashcards in both Arabic and English, and exchange them with your classmates.
  - Memorize them well since medical Arabic depends on the range and accuracy of your active vocabulary acquisition.

- Appendectomy

- Ibn Alnafis

- Colonoscopy

- Diabetes

- Abdominal Ultrasonography

- Peptic Ulcer

- Medics

Chapter 4 Musculoskeletal system

الفصل الرابع

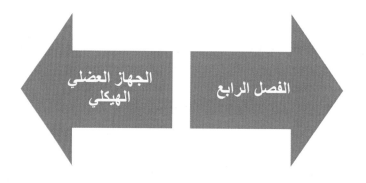

الجهاز العضلي الهيكلي

نظرة عامّة

Overview

يضمّ الجهاز العضلي الهيكلي Musculoskeletal system جهازين رئيسيين هما:

- **الجهاز الهيكلي أو الجهاز العظمي** Skeletal system

هو مجموعة من العظام مرتبطة بعضها بالبعض الآخر بواسطة المفاصل وهي على أنواع حسب طبيعة الحركة التي يسمح بها المفصل ويمثل هذا الجهاز الجزء الصلب في جسم الإنسان ويضم مجموعة من العظام مختلفة الأشكال والأنواع والأطوال.

يتألف الهيكل العظمي في الإنسان من قسمين:

1. القسم الأول ـ **الهيكل العظمي المحوري** ويضم عظام الجمجمة وعظام العمود الفقري وعظام القفص الصدري وعظام الحوض.

2. القسم الثاني ـ **الهيكل العظمي الطرفي** ويضم عظام القسم العلوي وهي الترقوة والكتف والساعد والعضد ورسغ اليد والأمشاط وعظام القسم السفلي وهي الساق الفخذ والورك ورسغ القدم الأمشاط.

إنَّ أهمية الجهاز الهيكلي تتركز في إعطاء جسم الإنسان الشكل الخارجي وتوفير الدعم والحماية للأعضاء الداخلية من الصدمات والسماح بالحركة إضافة إلى وظائف مهمة تتصل بنخاع العظام والخلايا وتخزين المعادن وغيرها.

• **الجهاز العضلي** Muscular system وهو الجهاز الذي يتشكل من جميع العضلات في جسم الإنسان التي تعنى بالحركة والتوازن والقيام بالأعمال اليومية التي تحتاج إلى مجهود عضلية.

للعضلات مهام أخرى أثناء التنفس وتحريك اللسان أثناء النطق والمحافظة على ضغط الدم عن طريق انقباض الشرايين وارتخائها والمحافظة على حرارة الجسم وإنتاج الطاقة من خلال التقلص والانبساط وتكون في حالة استعداد للإشارات التي تصلها من المخ هذا وليست كل العضلات مرتبطة بالعظام. (*)

(*) Cf. Complete Medical Encyclopedia, American Medical Association, Random House Reference, New York, 2003, PP: 873–874, 1124–1126.
• Cf. Davidson's Principles & Practice of Medicine, 20th edition, Churchill Livingstone, Edinburgh, 2006, PP: 1068–1071.

Drill 01

- **Interactive practice**

ممارسة تفاعلية

- Complete the following sentences by inserting the appropriate words or phrases from **the overview text**.

1 يضم الجهاز . . . . جهازين رئيسيين هما الجهاز الهيكلي أو الجهاز العظمي Skeletal system والجهاز العضلي Muscular system.

2 الجهاز الهيكلي هو . . . . مرتبطة بعضها بالبعض الآخر بواسطة المفاصل.

3 ويضم . . . . والأنواع والأطوال.

4 يضم الهيكل العظمي المحوري . . . . وعظام القفص الصدري وعظام الحوض.

5 يضم الهيكل العظمي الطرفي . . . . والساعد والعضد ورسغ اليد والأمشاط وعظام القسم السفلي وهي الساق الفخذ والورك ورسغ القدم والأمشاط.

6 إن أهمية الجهاز الهيكلي تتركز في . . . . وتوفير الدعم والحماية للأعضاء الداخلية.

7 الجهاز العضلي Muscular system وهو الجهاز الذي يتشكل من . . . . التي تعنى بالحركة والتوازن والقيام بالأعمال اليومية.

آلام المفاصل

Arthralgia

آلام المفاصل Arthralgia هي آلام الـ Joints وهي كثيرة الشيوع حيث تتعرض المفاصل إلى الالتهابات لأسباب عديدة يدخل فيها عامل العمر بشكل أساسي. توصف هذه الآلام بالشعور بعدم الراحة والتورم والتهيج والتصلب في منطقة المفصل. من أنواع آلام المفاصل التهاب المفاصل الروماتزميRheumatoid arthritis.

من أجل التشخيص والعلاج اللازم لآلام المفاصل لابد من تحديد مصدر الألم فهو إما أن يكون نتيجة التهاب أو نتيجة صدمة أثناء إجراء تمارين رياضية أو بسبب أمراض معينة كأمراض المناعة الذاتية Autoimmune disease مثل التهاب الفقار Ankylosing spondylitis أو لأسباب وظواهر مرضية أخرى كالتهاب ما يسمى بالكيس Bursitis الذي يصيب كيس السوائل التي تعمل على تقليل الاحتكاك بين الأجزاء أو تمزق العضلات أو خلع في المفصل. آلام المفاصل قد تكون أحياناً مفاجئة وحادة مثل حالات خلع الكتف وغيرها. أما الأعراض فقد تكون انتفاخاً في منطقة المفصل أو احمرار الجلد والحمى العالية. تلعب الجينات المورثة من قبل العائلة أدواراً مهمة في مصادر آلام المفاصل وعلى الطبيب تقصي كل ذلك إضافة إلى فحوصات الدم والسائل الزلالي Synovial fluid والتصوير الشعاعيX-ray أو التصوير بالرنين المغناطيسي MRI أو التصوير المقطعي المحوسب CT. قد تشمل العلاجات إجراء عمليات جراحية لاستبدال المفاصل إلى جانب الأدوية. (*)

(*) Cf. Complete Medical Encyclopedia, American Medical Association, Random House Reference, New York, 2003, PP: 193–194.

- Cf. Harrison's Principles of Internal Medicine, 16th edition, T. R. Harrison and others, McGraw-Hill, Medical Publishing Division, New York, 2005, PP: 2050–2054.

- Cf. Davidson's Principles & Practice of Medicine, 20th edition, Churchill Livingstone, Edinburgh, 2006, PP: 1076–1078.

المفردات التراكمية لنص آلام المفاصل

Cumulative vocabulary of arthralgia text

Pains	آلام	1
Joints	مفاصل	2
Inflammation	التهاب	3
Feeling	شعور	4
Swelling	تورّم	5
Diagnosis	تشخيص	6
Treatment	علاج	7
Diseases	أمراض	8
Reasons	أسباب	9
Phenomenon	ظواهر	10
Muscles	عضلات	11
Pouch	كيس	12
Cancer	سرطان	13
Sudden	مفاجئ	14
Acute	حادة	15
Case	حالة	16
Dislocate	خلع	17
Shoulder	الكتف	18
Puffiness	انتفاخ	19
Fever	الحمى	20

Role	دور	21
Checkup	فحص	22
Procedure	إجراء	23
Surgery	عملية	24
Exchange	استبدال	25

Drill 02

- **Comprehension**

الاستيعاب

- Read **the arthralgia text** carefully, and then with a classmate, determine whether each of the following seven statements is true or false. Confirm your answers with another classmate.

		True صحيح	False خطأ
1	Arthralgia is not the pain of the joints.		
2	Arthralgia is common among people.		
3	It is not necessary to determine the source of inflammation when seeking treatment for Arthralgia.		
4	Rheumatoid arthritis is not a type of arthralgia.		
5	Arthralgia can sometimes be sudden and acute.		
6	Arthralgia treatments do not include surgeries.		

Drill 03

- **Reading strategy – interacting with the text**

استراتيجية القراءة - التفاعل مع النصّ

  - Read the following excerpts **from arthralgia text**, and then organize them chronologically.

1 قد تشمل العلاجات إجراء عمليات جراحية لاستبدال المفاصل.
2 على الطبيب تقصي كل ذلك إضافة إلى فحوصات الدم والسائل الزلالي والتصوير الشعاعي.
3 آلام المفاصل قد تكون أحياناً مفاجئة وحادة.
4 من أجل التشخيص والعلاج اللازم لابد من تحديد مصدر الألم إما أن يكون نتيجة التهاب أو نتيجة صدمة أثناء إجراء تمارين رياضية أو بسبب أمراض معينة.

Drill 04

- **Word combinations**

تراكيب الكلمة

  - Make as many word combinations in English and Arabic as you can using words from the cumulative vocabulary of **the arthralgia text**, and then write them in the following cells.

	English combinations	*Arabic combinations*
▶		
▶		
▶		
▶		
▶		

	English combinations	*Arabic combinations*
▶		
▶		
▶		
▶		
▶		

Drill 05

- **Mix and match**

امزج وماثل

- Match each word in column A with an appropriate word from column B to make meaningful phrases, and then write them in column C. Write their English equivalents in column D.

Column D	*Column C*		*Column B*	*Column A*
		1	الزلالي	العلاج
		2	المفاصل	التصوير
		3	الهيكلي	تحاليل
		4	الساق	السائل
		5	الشعاعي	آلام
		6	الدم	الجهاز
		7	الطبيعي	عظم

Drill 06

- **Multiple choice**

خيارات متعددة

- Fill in the blanks with the appropriate word from those given in cells A, B, and C. Demonstrate all aspects of agreement.

A	*B*	*C*		
العضلات	المفاصل	العظام	يتشكل الجهاز العضلي من جميع . . . . في جسم الإنسان	1
الترقوة	الصدر	الأسنان	عظام القسم العلوي في الهيكل العظمي هي. . . . . والكتف والساعد والعضد ورسغ اليد والأمشاط.	2
الأصدقاء	العائلة	الجيران	تلعب الجينات الموروثة من قبل. . . . . أدواراً مهمة في مصادر آلام المفاصل.	3
الصيدلية	العمود الفقري	الأشعة	سيرقد والدي في المستشفى لإجراء عملية . . . . جراحية في	4
مركز	ضعف	عيادة	جدتي ماريا تشكو منذ زمن من. . . . . العضلات.	5

A	B	C		
النزول	الانزلاق	الصعود	يشكو خالي هنري من . . . . الغضروفي	6
الرياضة	الشعر	الظهر	تعاني عمتي إليزابيث من آلام . . . . منذ سنتين. . .منذ سنتين	7

Drill 07

- **Meeting the patient**

مقابلة المريض

- Request the Arabic answers to the following English questions.

1 Do your joints ache?
2 Are your work conditions safe?
3 Are there any health problems that run in your family?
4 Has anyone of your family had cancer?
5 Have you followed any diet?
6 How are you feeling about the way your life is going?
7 How do you remember to take all these pills?
8 Have you ever been hospitalized?
9 Have you ever required a transfusion?
10 Have you had a serious head injury?
11 How long have you been suffering from back pain?
12 Have you ever had arthritis, rheumatism, or gout?
13 Have you had any allergic reactions to medicine?
14 Have you gotten a CT or MRI?
15 Have you been knocked unconscious?

الرازي

Alrazi

865م–925م

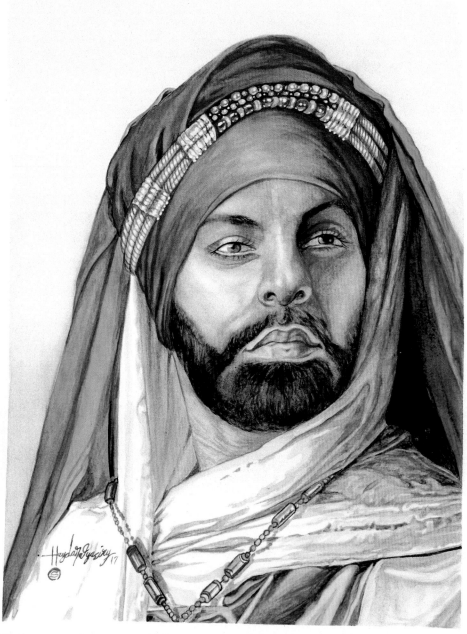

Figure 4.1 Alrazi

هو محمد بن زكريا الرازي فيلسوف ومفكر وطبيب إسلامي مشهور نبغ في الكيمياء والمنطق والهندسة إلى جانب الطب. ولد الرازي في مدينة الري عام ٨٦٥م وسافر إلى بغداد وعمره يقارب الثلاثين عاماً وعمل رئيساً للأطباء في المستشفى العضدي في بغداد.

يعتبر الرازي من أوائل الذين استخدموا نظام أوراق الحالة المرضية حيث كان يعلق بياناتها على سرير المريض ويتابع تدوين حالة المريض والأدوية التي يعطيها له. كذلك كانت له إسهامات في ابتكار خيوط الجراحة وصنع المراهم وكان ذا دراية وعلم غزير في ميدان علم الأدوية والعقاقير.
أصيب الرازي بالعمى في آخر حياته ومات ببغداد عام ٩٢٥م. له مؤلفات عديدة منها:

- الحاوي في الطب وهو موسوعة طبية ترجمت إلى اللغة اللاتينية وطبعت فيها.
- الطب المنصوري وفيه تفاصيل تشريح أعضاء الجسم وقد ترجم إلى اللغة اللاتينية وطبع فيها.
- الفصول في الطب
- الجدري والحصبة
- الفاخر في علم الطب
- كتاب الأدوية المركبة (*)

(*) بتصرف من المراجع:

- الأعلام - خير الدين الزركلي دار العلم للملايين بيروت - لبنان الطبعة الخامسة عشرة 2002م ، 130/6
- أعلام المبدعين من علماء العرب المسلمين - علي عبدالفتاح مكتبة ابن كثير - دار ابن حزم الكويت - حولي الجزء الأول الطبعة الأولى 2010م ، 660-657/1
- معجم العلماء العرب - باقر أمين الورد المحامي الجزء الأول راجعه الأستاذ كوركيس عواد عالم الكتب مكتبة النهضة بيروت - لبنان الطبعة الأولى 1986م 118-117/1

- موسوعة علماء العرب والمسلمين ـ دكتور محمد فارس المؤسسة العربية للدراسات والنشر بيروت ـ لبنان دار الفارس للنشر والتوزيع الطبعة الأولى 1993م ص 133–135
- موجز دائرة المعارف الإسلامية الطبعة الأولى مركز الشارقة للإبداع الفكري 1998م ص5047–5056

Drill 08

- **Building reading skills**

مهارة القراءة

- Read **the Alrazi text** accurately, and then answer the following questions in Arabic.

1. من هوِ الرازي؟
2. في أيِّ العلوم نبغ؟
3. ماذا عمل في بغداد؟
4. ما هي إسهامات الرازي الطبية المبتكرة؟
5. أين ومتى ولد الرازي وأين ومتى مات؟
6. ما هي أشهر مؤلفاته الطبية؟

Drill 09

- **Improving vocabulary skills**

تحسين مهارة المفردات

- Fill in the blanks with an appropriate word from the following word bank.

WORD BANK					
العظام	العضلات	ضعف العضلات	الظهر	آلام	الرازي
العلوي	الصدري	الجمجمة	اليد اليسرى	الكاحل	المفاصل

1 دخل صديقي ويليام المستشفى بسبب كسر في عظم . . . .
. . . . نتيجة لحادث
مروري.

2 حصل كسر شديد في القفص . . . .
. . . . لعمي ستيفن أثناء تدريبات منتخب رفع
الأثقال.

3 تعاني جدتي من آلام . . . .
. . . .
. . . . الشديدة منذ سنين طويلة.

4 يعتبر . . . .
. . . .
. . . . من مشاهير الأطباء القدامى في بغداد.

5 هشاشة . . . .
. . . . مرض مزمن تعاني
منه والدتي منذ زمن طويل.

6 حصل كسر شديد في الفك . . . .
. . . . لخالي إدوارد
أثناء سقوطه من السلم.

7 ليس باستطاعتي المشي بسب التواء في . . . .
. . . .
. . . .

آلام الظهر

Back pain

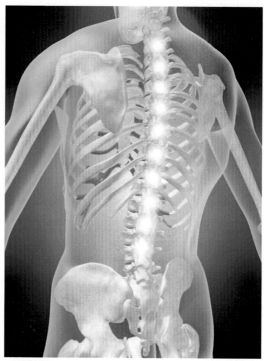

Figure 4.2 An illustration of a human skeleton with back pain

تعتبر آلام الظهر من الأمور الشائعة بين الناس ويبدو أنَّ أسباباً
كثيرة وراء هذه الآلام منها التوتر العضلي أو ما نسميه بالشدّ
العضلي Muscular tension نتيجة لرفع ثقل بشكل غير متوازن
وصحيح مما يؤدي إلى حدوث تلك الآلام. وقد تعود تلك الآلام إلى
مشاكل في البنية التركيبية لمبنى الظهر كأن تكون هناك فقرة
بارزة يؤدي وضعها غير الطبيعي إلى الضغط على عصب معين
فيسبب آلاماً تنتقل باتجاه الأطراف السفلى بشكل شديد وقد
تؤدي إلى ما يسمى بـ Sciatica. وقد تكون الانحناءات أو التحدّب
غير السليم في العمود الفقري Scoliosis وراء آلام الظهر مرض

هشاشة العظام Osteoporosis والأورام السرطانية في العمود الفقري والتدخين وزيادة الوزن وبذل جهود كثيرة أثناء العمل أو الاكتئاب. يجري الأطباء الفحوصات اللازمة بواسطة مطرقة المنعكسات Reflex hammer وغيرها من فحوصات التقييم كالتصوير الشعاعي X-Ray أو MRI أو التصوير المقطعي المحوسب CT لمعرفة الأسباب الكامنة وراء آلام الظهر وبناء على ذلك قد يصف الأطباء بعض الأدوية والمراهم لعلاج الالتهابات أو ينصحون بالعلاج الطبيعي. بعض الناس الذين يعانون من آلام الظهر الشديدة أو المزمنة قد يحتاجون لإجراء عمليات جراحية. من أجل تجنب آلام الظهر وينصح الأطباء بإجراء تمارين رياضية منتظمة والامتناع عن التدخين والمحافظة على وزن الجسم والابتعاد عن السمنة وإتباع نمط حياتي صحي. (*)

(*) Cf. Davidson's Principles & Practice of Medicine, 20th edition, Churchill Livingstone, Edinburgh, 2006, PP: 1083–1085.

- Cf. Harrison's Principles of Internal Medicine, 16th edition, T. R. Harrison and others, McGraw-Hill, Medical Publishing Division, New York, 2005, PP: 94–97.

- Cf. Complete Medical Encyclopedia, American Medical Association, Random House Reference, New York, 2003, PP: 218–221.

Drill 10

- **Writing skills**

مهارة الكتابة

- Choose 12 words you like from **the back pain text**, and then write them in the provided cells.

	9		5		1
	10		6		2
	11		7		3
	12		8		4

Drill 11

- **Elicitation**

الاستنباط

- Write out the necessary English questions to your patient to elicit the following Arabic responses.

1 مريض يشكو من آلام في ظهره.

2 مريض يشكو ابنه من آلام في الفك السفلي.

3 مريض يشكو من التواء في الكاحل الأيمن.

4 مريض يشكو من آلام في القفص الصدري.

5 مريض يشكو من آلام في المفاصل.

6 مريض انكسرت ساقه بسبب وقوع ثقل عليها.

7 مريض يعاني من آلام في مشط رجله اليسرى.

الانزلاق الغضروفي

Spinal disc herniation

(slipped disc, herniated disc)

الانزلاق الغضروفي أو ما يسمى بـ (ألم الدسك) مشكلة تحدث للوسادة المطاطية بين فقرات الظهر والتي تسمى (دسك الظهر). الانزلاق الغضروفي من أمراض العظام الشائعة التي تحدث بسبب أخطاء يتعرض لها العمود الفقري نتيجة الجلوس غير الصحيح أو رفع أثقال قوية أو التقدم في السن الذي تؤدي إلى فقدان القرص (الدسك) قابليته ولياقته. هذا (الدسك) هو عبارة عن مادة جيلاتينية Gelatin ـ هلامية لينة يحيط بمركزها غلاف خارجي خشن. يحدث الانزلاق عندما تخرج هذه المادة اللينة من المركز إلى السطح نتيجة لحدوث شق في السطح الخارجي للدسك مما يسبب إثارة وتهيج الأعصاب القريبة محدثاً ألماً. الانزلاق الغضروفي على أنواع:

- **الانزلاق الغضروفي العنقي** - يحدث في العنق (الفقرات العنقية) ويشكو المريض من آلام في العنق وتيبس الرقبة وحول الكتف ويزداد عند السعال أو العطاس أو الضحك.
- **الانزلاق الغضروفي القطني** - يحدث في أسفل الظهر (الفقرات القطنية) ويشعر معه المريض بتقلصات حادة في عضلات المؤخرة مع عدم القدرة على الوقوف أو المشي لمسافات طويلة.
- **الانزلاق الغضروفي الصدري** - ألم في الظهر وقد يمتد إلى القفص الصدري والضلوع وقد يزداد عند السعال أو الضحك أو العطاس.

تجرى للمريض فحوصات مختلفة تمتد إلى التاريخ الطبي العائلي ونمط الحياة بالإضافة إلى الفحص البدني والتصوير بالأشعة السينية والرنين المغناطيسي والأشعة المقطعية والأدوية والعلاج الطبيعي. قد تحتاج بعض الحالات إلى تدخل جراحي من أجل السيطرة عليها. (*)

(*)

Cf. Complete Medical Encyclopedia, American Medical Association, Random House Reference, New York, 2003, PP: 1133–1134.

- Cf. Davidson's Principles & Practice of Medicine, 20th edition, Churchill Livingstone, Edinburgh, 2006, P: 1242.

Drill 12

- **Working with the text**

العمل مع النص

- Read **the spinal disc herniation text** carefully and then answer the following questions.

1 ما هو الانزلاق الغضروفي؟
2 هل الانزلاق الغضروفي من أمراض العظام الشائعة؟
3 ما هي مكونات الدسك؟
4 كيف يحدث الانزلاق الغضروفي؟

5   ما هي أنواع الانزلاق الغضروفي؟
6   ما هي الإجراءات التي يتخذها الطبيب للمريض الذي يعاني من الانزلاق الغضروفي؟

Drill 13

• **Translation**

الترجمة من الإنجليزية إلى العربية

• Translate the following English sentences into Arabic.

1   My grandmother has been suffering from back pain for almost two years.
2   My friend John was injured in a car accident, and his right leg was broken.
3   Mary has suffered from osteoporosis for more than a year.
4   Susan has had a problem in the thoracic cavity since the car accident last month.
5   A large piece of wood fell on my friend and led to a bruise in his left thigh.
6   Peter injured in a traffic accident that caused him a broken skull.

ضعف العضلات الشديد

Myasthenia gravis (MG)

ضعف العضلات الشديد Myasthenia gravis (MG) مرض عصبي عضلي يؤدي إلى درجات متباينة من الضعف في العضلات الهيكلية نتيجة لاضطرابات المناعة الذاتية Autoimmune. إنّ أكثر العضلات تأثراً في جسم الإنسان هي عضلات العينين والوجه وعضلات البلع والمضغ مع حدوث الرؤية المزدوجة وتدلي الجفون Drooping eyelids واضطرابات في التحدث والمشي. قد يشمل المرض معظم عضلات الجسم حتى تلك التي تتحكم في التنفس مما يتطلب أجهزة تنفس اصطناعي للمحافظة على حياة المريض. يمكن أن تكون أعراض المرض في البداية مفاجئة لكنها في أحيان أخرى تبدو متقطعة ودرجاتها عند المرضى متباينة فقد يشمل المرض ضعف في عضلات الذراعين والساقين والرقبة. من أجل المعاينة والتشخيص لا بد من

الفحص البدني وإجراء اختبارات الدم وأداء الرئتين وغيرها مما يراها الأطباء ضرورية وملزمة.(*)

(*)

- Cf. Harrison's Principles of Internal Medicine, 16th edition, T. R. Harrison and others, McGraw-Hill, Medical Publishing Division, New York, 2005, PP: 1518–1523.
- Cf. Davidson's Principles & Practice of Medicine, 20th edition, Churchill Livingstone, 2006, PP: 1252–1253.
- Cf. Complete Medical Encyclopedia, American Medical Association, Random House Reference, New York, 2003, PP: 875–876.

Drill 14

- **Summarization**

التلخيص من العربية إلى الإنجليزية

- Write a brief English summary about **the myasthenia gravis (MG) text.**

Drill 15

- **Comprehension**

الاستيعاب

- Read **the myasthenia gravis (MG) text** and then answer in Arabic the following English questions.

1 What is myasthenia gravis (MG)?
2 What are the most affected muscles in the human body?
3 Can the symptoms' onset be sudden?
4 Does the weakness sometimes penetrate to the muscles of the arms, legs, and neck?

Drill 16

- **Odd word out**

الكلمة غير المتجانسة

- Circle the word that does not belong to each set.

صيدلية	حلاق	جهاز الضغط	ممرض	مستشفى	1
خشبة	بطن	رئة	قلب	دواء	2
ألم	سمّاعة	أشعة	سفينة	مريض	3
بيت جدّي	طبيب أسنان	صالة عمليات	سيارة إسعاف	مركز طبي	4
عظم الساق	القفص الصدري	هشاشة العظام	صورة والدتي	زائدة دودية	5

Drill 17

- **Rearranging words into sentences**

إعادة ترتيب كلمات الجمل

- Unscramble the words in each set to form full, meaningful sentences, and then write them in the cells provided.

....	سأزور	جدّي	المستشفى	في	1
....	جداً	الضغط	عندك	مرتفع	2
....	أسواق	الصيدلية	قرب	الزيتون	3
....	تناول	حبّة	يومياً	واحدة	4
....	غرفة	الأشعة	السكرتارية	مقابل	5

Drill 18

- **Essay**

مقالة

- Write a text of approximately 80 words in true Arabic style about your opinions on cosmetic surgery (plastic surgery). Here are some ideas to get you started:
  - Do you believe that plastic surgery is solely meant for those who have birth defects and those who have met serious accidents?
  - Do you believe that plastic surgery is merely meant for those who would like to enhance their beauty?

Drill 19

- **Medical specialists**

الأطباء الاختصاصيون

- Identify the medical specialist who treats each of the following cases.

	أمراض الجهاز العصبي	1
	أمراض الجهاز الرئوي	2
	أمراض العظام	3
	الأمراض الجلدية	4
	الأمراض البولية والتناسلية	5
	أمراض الروماتزم	6
	أمراض القدم	7

Drill 20

- **Building vocabulary**

بناء المفردات

- Match the words in column A with the words in column B to form meaningful structures, and then write them in column C.

KEY WORD BOX			
C	B	A	
	الساق	ضعف	1
	الرؤية	انزلاق	2
	الدم	قفص	3
	مزدوجة	رؤية	4
	صدري	ضغط	5
	غضروفي	ضعف	6
	العضلات	عظم	7

Drill 21

- **Speaking skills**

مهارة التكلم

  - Improve your speaking ability by means of reading each of the following structures, A, B, C, D, and E, three times before proceeding to the next one; then read all of A, B, C, D and E together until you feel competent.

يجري الأطباء الفحوصات اللازمة بواسطة مطرقة المنعكسات.	A
آلام المفاصل قد تكون أحياناً مفاجئة وحادة مثل حالات خلع الكتف وغيرها.	B
ليست كل العضلات مرتبطة بالعظام.	C
تلعب الجينات المورثة من قبل العائلة أدواراً مهمة في مصادر آلام المفاصل.	D
آلام المفاصل كثيرة الشيوع بين الناس.	E

Drill 22

- **Recognizing specifics**

إيضاح المحددات

- In the cells of the following box, you will find various indications for patients who had injuries or condition that affects their musculoskeletal system. Use each word in a meaningful Arabic sentence.

عكّاز	ضماد من الجبس	جبيرة	كرسي متحرك
دراجة بخارية صغيرة		عكاز	مشّاية

Drill 23

- **Mapping**

الرسم الخرائطي

- Complete the illustration of the selection by filling in three musculoskeletal terms used in **the back pain, spinal disc herniation, and myasthenia gravis (MG) texts**. Write them in both Arabic and English.

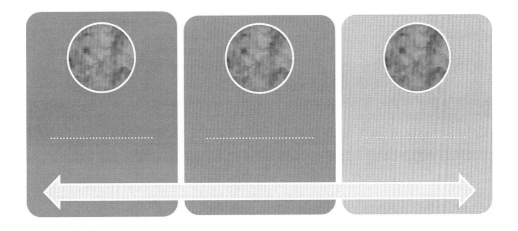

Drill 24

- **Expanding vocabulary**

مضاعفة المفردات

- Write a brief account about Figure 4.3 in Arabic.

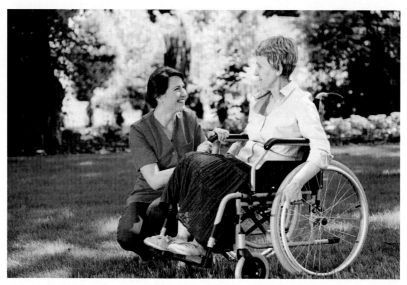

Figure 4.3 A senior woman in wheelchair with her caring caregiver

العلاج الطبيعي

Physiotherapy (PT)

العلاج الطبيعي مهنة علاجية تختص بمهمة الأداء الوظيفي السليم للفرد. يعمل طاقم المعالجين على إعادة القدرة الحركية واللياقة البدنية للفرد بواسطة أساليب وفعاليات وبرامج مختلفة غايتها استعادة ما فقده الأفراد من قدرات حركية وتوازن جسدي.

إن مهمة الطاقم تتركز في إعادة التأهيل البدني للفرد بناء على تقييم الأطباء الاختصاصيين للحالات المرضية. يتم كل ذلك من خلال برامج محددة يخضع معها الشخص إلى تمارين معينة وعلاج يدوي واستخدام بعض الأجهزة والمعدات المساعدة المخصصة لأغراض

التأهيل والأطراف الصناعية وتقويم العظام واللياقة البدنية. كل ذلك من أجل استعادة أكبر قدر ممكن مما فقده الفرد من قدرات وقابليات. العلاج الطبيعي علم يستند كثيراً على الميدان الطبي الذي يرى في القدرات الحركية السليمة للفرد عناصر جوهرية تدل على صحة الأفراد والجماعات.

تتباين الحالات التي يقوم بمعالجتها المختصون وفرق العلاج الطبيعي من مشاكل تتعلق بالأعصاب أو العضلات أو الهيكل العظمي والجهاز التنفسي وغيرها مما يدخل ضمن نطاق عملهم. يشمل ذلك كبار السن وأمرض الشيخوخة والمصابين بحوادث مختلفة والمرضى النفسيين وسواها. (*)

(*) Cf. Complete Medical Encyclopedia, American Medical Association, Random House Reference, New York, 2003, PP: 985–986.

Drill 25

- **Integrated skills**

مهارات متحدة

- This is a multiple-choice practice based on integrated skills.
- The questions are about vocabulary in context, essential concepts, specific details, and inferences.
- There is only one correct answer for each question.
- Read **the physiotherapy text** carefully, and then check the bullet of the choice that is the best answer for each question.

1 العلاج الطبيعي هو:

- مهنة علاجية
- مهنة بحرية
- مهنة صحفية

2 يختص العلاج الطبيعي بـ

- مهمة الأداء الموسيقي السليم للفرد

- مهمة الأداء الصوتي السليم للفرد
- مهمة الأداء الوظيفي السليم للفرد

3 العلاج الطبيعي علم يستند كثيراً على:

- الميدان الجغرافي
- الميدان التاريخي
- الميدان الطبي

4 تتباين الحالات التي يقوم بمعالجتها المختصون وفرق العلاج الطبيعي من:

- مشاكل تتعلق بالأعصاب والعضلات
- مشاكل تتعلق بالأخشاب والجدران
- مشاكل تتعلق بالألوان والمساحات

Drill 26

- **Indication**

تبيين

- Use the key word box to indicate the hospital department that would be most appropriate for the following patients.

قسم الجراحة	قسم الأطفال	قسم العظام	قسم أمراض الشيخوخة
قسم النسائية	قسم الباطنية	قسم القلبية	قسم الأنف والأذن والحنجرة

1 مريض يشكو آلام المفاصل.
2 مريض يشكو من آلام في بطنه.
3 مريض يشكو من آلام في أذنيه.

4 مريض يشكو من كسر في مشط يده اليسرى.
5 مريض يشكو ابنه الصغير من الإسهال.

طب الأسنان

Dentistry

يعتبر طب الأسنان أحد فروع الطب المتخصصة في دراسة وتشخيص ومعالجة أمراض الفم والوجه والفكين والأسنان. هناك اختبار الالتحاق في برامج طب الأسنان للحصول على الشهادة المهنية الأولى يعرف باسم Dental Admission Test (DAT) ولابد من اجتيازه بنجاح إلى جانب الشروط والمؤهلات الأخرى التي يجب توفرها في المتقدمين لمدارس طب الأسنان.

بعض اطباء الأسنان يفضلون بعد التخرج الحصول على تدريبات تخصصية في ميادين طب الأسنان المختلفة مثل جراحة الفم والوجه والفكين Oral and maxillofacial surgery أو طب اسنان الأطفال Pedodontics أو زراعة الأسنان Dental implantology أو تقويم الأسنان Orthodontics أو تجميل الأسنان Cosmetic dentistry وغيرها.(*)

(*) Cf. Complete Medical Encyclopedia, American Medical Association, Random House Reference, New York, 2003, PP: 444–446

Drill 27

- **Fill in the spaces**

ملأ الفراغات

- Fill in the spaces with the appropriate word or words from **the dentistry text**.

1 يعتبر طب الأسنان أحد . . . . في دراسة وتشخيص ومعالجة أمراض الفم والوجه والفكين والأسنان.

2 هناك اختبار الالتحاق بـ . . . . للحصول على الشهادة المهنية الأولى يعرف باسم Dental Admission Test (DAT) ولابد من اجتيازه بنجاح إلى جانب الشروط والمؤهلات الأخرى التي يجب . . . . طب الأسنان.

3 بعض اطباء الأسنان . . . . الحصول على تدريبات تخصصية في ميادين طب الأسنان المختلفة مثل جراحة الفم والوجه والفكين Oral and maxillofacial surgery أو طب . . . . الأطفال Pedodontics أو . . . . الأسنان Dental implantology أو . . . . الأسنان Orthodontics أو . . . . الأسنان Cosmetic dentistry وغيرها.

Drill 28

- **Tagging**

لصق بطاقة

- Figures 4.4, 4.5, and 4.6 show patients who had injuries or condition that affects their musculoskeletal system.
- Choose the appropriate type of equipment or device in both English and Arabic for each of the following pictures, and then write it opposite to each one.
- Wheelchair كرسي متحرك
- Splint جبيرة
- Cast ضمادة من الجبس
- Cane عكاز
- Walker مشاية
- Scooter دراجة بخارية صغيرة
- Crutches عكاز

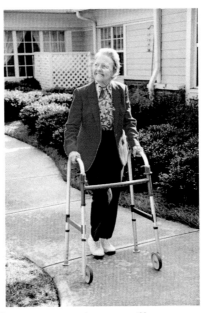

Figure 4.4 An elderly woman using a walker

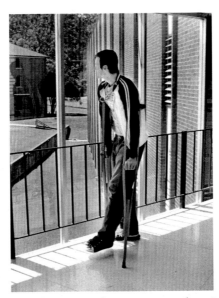

Figure 4.5 A college student standing on crutches in college dormitory
staring out the window

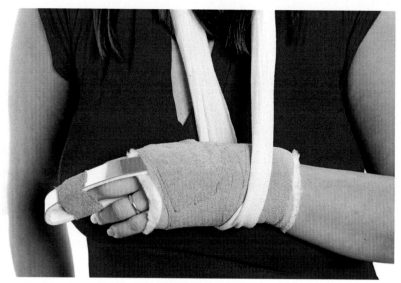

Figure 4.6 A splint on the middle finger

Drill 29

- **Vocabulary workshop**

ورشة المفردات

- Select five Arabic vocabulary words from each of the following selections.
- Write them in the cells provided.
- Rewrite them on flashcards in both Arabic and English and exchange them with your classmates.
- Memorize them well since medical Arabic depends on the range and accuracy of your active vocabulary acquisition.

- Arthralgia

- Alrazi

- Back Pain

- Spinal Disc Herniation

- Myasthenia Gravis (MG)

- Physiotherapy (PT)

- Overview

Chapter 5
Obstetrics and gynecology

الفصل الخامس

طب الأمراض
النسائية والتوليد

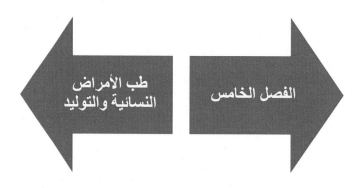

نظرة عامّة

Overview

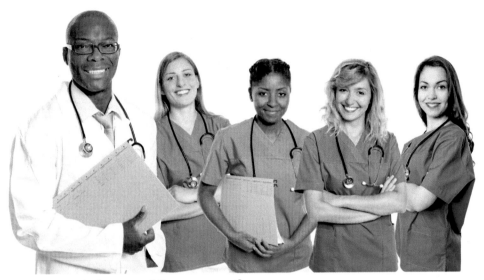

Figure 5.1 A doctor with a group of nurses.

طب الأمراض النسائية والتوليد Obstetrics and gynecology هو تخصص طبي يهتم في مجالات الرعاية الصحية للنساء.

ينقسم هذا الطب إلى فرعين مرتبطين ببعضهما هما **طب التوليد** ويختص بالحمل والولادة و**طب النساء** ويختص بالأمراض التي تصيب المرأة عموماً ويطلق على الأطباء الذين يمارسون هذين التخصصين أطباء الأمراض النسائية والتوليد.

خلال فترة حمل المرأة يكون طبيب الأمراض النسائية والتوليد مسؤولاً عن صحة الأم والجنين وعليه أن يهتم بمراقبتهما ورعايتهما تجنباً لأيّة متاعب صحية يمكن أن تصيب الطرفين كما يتولى الإشراف على عملية الولادة والمتابعة الصحية اللازمة لكل من الأم ومولودها. (*)

(*)

- Cf. Complete Medical Encyclopedia, American Medical Association, Random House Reference, New York, 2003, PP: 621, 1064–1065.

- Cf. The Language of Medicine, 9th edition, Davi-Ellen Chabner, Saunders, Philadelphia, 2010, PP: 258–266.
- Cf. Davidson's Principles & Practice of Medicine, 20th edition, Churchill Livingstone, Edinburgh, 2006, PP: 762–764.

Drill 01

- **Interactive practice**

ممارسة تفاعلية

- Complete the following sentences by inserting the appropriate words or phrases from **the overview text.**

1 طب الأمراض النسائية والتوليد Obstetrics and gynecology هو . . . .

2 ينقسم هذا الطب إلى . . . . طب التوليد ويختص بالحمل والولادة . . . . عموماً ويطلق على الأطباء الذين يمارسونهما أطباء الأمراض النسائية والتوليد.

3 خلال فترة حمل المرأة . . . . وعليه أن يهتم بمراقبتهما ورعايتهما تجنباً لأية متاعب صحية يمكن أن تصيب الطرفين.

4 كما يتولى الإشراف على . . . . لكل من الأم ومولودها.

الحمل والولادة

Pregnancy and childbirth

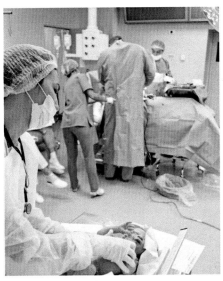

Figure 5.2 Birth room in maternity

الولادة هي عملية خروج الجنين من الرحم حيث تمر المرأة قبل الولادة بالمخاض Labor وهو الآلام التي تحسّها المرأة قبل خروج الجنين. من علامات الولادة الموجات التقلصية القوية للرحم التي تساعد على دفع الجنين إلى الخارج لابتداء رحلة الحياة الجديدة.
تنقسم الولادة إلى قسمين هما:

1 **الولادة الطبيعية**: وهي الولادة التي يتم فيها إخراج الجنين بطريقة طبيعية من رحم المرأة. من العلامات التي تدل على بدء عملية المخاض السابقة للولادة الطبيعية توسع عنق الرحم وخروج المشيمة وهي العضو الذي يزود الجنين بالغذاء أثناء فترة الحمل.
2 **الولادة القيصرية**: هي الولادة التي تعتبر بديلا عن الولادة الطبيعية لإخراج الجنين من رحم المرأة بواسطة الإجراء الجراحي حينما تكون الولادة الطبيعية متعسّرة لأسباب عديدة.(*)

(*) Cf. Complete Medical Encyclopedia, American Medical Association, Random House Reference, New York, 2003, PP: 353, 1011–1014.

- Cf. The Language of Medicine, 9th edition, Davi-Ellen Chabner, Saunders, Philadelphia, 2010, PP: 263–266.
- Cf. Harrison's Principles of Internal Medicine, 16th edition, McGraw-Hill, Medical Publishing Division, New York, 2005, PP: 32–38.

المفردات التراكمية لنص الحمل والولادة

Cumulative vocabulary of pregnancy and childbirth text

Birth	الولادة	1
Fetus	الجنين	2
Womb, uterus	رحم	3
Waves	الموجات	4
Contraction	التقلصية	5
Journey	رحلة	6
Pregnant	الحامل	7
Obstetrics	التوليد	8
Hospital	المستشفى	9
ID card	بطاقة	10
Information	معلومات	11
Menstruation	الطمث	12
Supposedly	المفترض	13
Divided	تنقسم	14
Natural childbirth	الولادة الطبيعية	15

Caesarean delivery	الولادة القيصرية	16
Signs	العلامات	17
Uterine neck	عنق الرحم	18
Placenta	المشيمة	19
Surgical intervention	تداخلات جراحية	20
Alternative	بديل	21
Difficult	متعسرة	22
Reasons	أسباب	23
Labor	المخاض	24

Drill 02

• **Word combinations**

تراكيب الكلمة

• Make as many word combinations in English and Arabic as you can using words from the cumulative vocabulary of **the pregnancy and childbirth text**, and then write them in the provided cells.

	English combinations	*Arabic combinations*
▶		
▶		
▶		
▶		

	English combinations	Arabic combinations
▶		
▶		
▶		
▶		
▶		
▶		

Drill 03

- **Comprehension**

الاستيعاب

- Read **the pregnancy and childbirth text** carefully, and then with a classmate, determine whether each of the following seven statements is true or false. Confirm your answers with another classmate.

True صحيح	False خطأ		
		الولادة هي عملية خروج الجنين من الرحم	1
		لا تمر المرأة قبل الولادة بالمخاض Labor	2
		ليس من علامات الولادة الموجات التقلصية القوية للرحم	3

صحيح *True*	خطأ *False*		
		تنقسم الولادة إلى قسمين هما الولادة الطبيعية والولادة القيصريّة	4
		ليست الولادة الطبيعية هي التي يتم فيها إخراج الجنين بطريقة طبيعية من رحم الأم	5
		ليست المشيمة هي العضو الذي يزود الجنين بالغذاء أثناء فترة الحمل	6
		الولادة القيصرية تعتبر بديلا عن الولادة الطبيعية لإخراج الجنين من رحم المرأة بواسطة الإجراء الجراحي	7

Drill 04

- **Reading strategy – interacting with the text**

استراتيجية القراءة ـ التفاعل مع النصّ

- Read the following excerpts from **the overview text**; then organize them chronologically.

1 ينقسم هذا الطب إلى فرعين مرتبطين ببعضهما هما طب التوليد ويختص بالحمل والولادة.

2 خلال فترة حمل المرأة يكون طبيب الأمراض النسائية والتوليد مسؤولاً عن صحة الأم والجنين
وعليه أن يهتم بمراقبتهما ورعايتهما تجنباً لأية متاعب صحية يمكن أن تصيب الطرفين.

3 وطب النساء ويختص بالأمراض التي تصيب المرأة عموماً ويطلق على الأطباء الذين يمارسون
هذين التخصصين أطباء الأمراض النسائية والتوليد.

Drill 05

- **Comprehension**

الاستيعاب

- Read **the pregnancy and childbirth text** carefully, and then answer in Arabic the following English questions.

1 What is birth?
2 What are the signs of birth?
3 What information should a pregnant woman bring when she arrives at the hospital maternity ward?
4 What is natural delivery?
5 What is Caesarean delivery?

Drill 06

- **Mix and match**

امزج وماثل

- Match each word in column A with an appropriate word from column B to make meaningful phrases, and then write them in column C. Write their English equivalents in column D.

Column D	Column C		Column B	Column A
		1	الصحية	الموجات
		2	المرأة	الحمل
		3	التقلصية	الرعاية
		4	النسائية	رحم
		5	قيصرية	آلام
		6	والولادة	الأمراض
		7	المخاض	ولادة

Drill 07

- **Multiple choice**

خيارات متعددة

- Fill in the blanks with the appropriate word from those given in cells A, B, and C. Demonstrate all aspects of agreement.

A	B	C		
القولون	الدوري	الغدة	موعد زوجتي نانسي لفحص سرطان الثدي . . . يوم الثلاثاء.	1
قيصرية	الكلية	التهاب	أنجبت ابنتي هيلين . .. طفلتها الثانية بولادة	2
الأسنان	صحة	زكام	للسمنة آثارها السلبية على. . . . . المرأة	3
النوم	الاستراحة	الحمل	على المرأة الاعتناء . . بصحتها أثناء فترة	4
هشاشة	ضحك	شرايين	يؤثر مرض . . . . العظام على حيوية ونشاط المرأة.	5
الرأس	العقم	اللسان	هناك أسباب عديدة لحالات . . . . لدى النساء.	6
المخاض	الركض	النوم	هو آلام الولادة . . . . . . هو آلام الولادة التي تحسّها المرأة قبل خروج الجنين..خروج الجنين	7

Drill 08

- **Meeting the patient**

مقابلة المريض

- Request the Arabic answers to the following English questions.

1 How many times have you been pregnant?
2 Did your mother smoke during pregnancy?
3 Did you receive prenatal care during pregnancy?
4 Do you have diabetes?
5 Have you been tested for tuberculosis?
6 Has anyone in your family had colitis?
7 What medications do you currently take?
8 Did you have dizziness?
9 Did you have pain in a bone or joint?
10 Have you had high cholesterol?
11 How many blocks can you walk before you feel short of breath?
12 Do you ever have nausea with the pain?
13 What types of hobbies do you like?
14 What do you do for fun?
15 What type of work do you do?

ابن البيطار

Ibn Albaitar

1197م–1249م

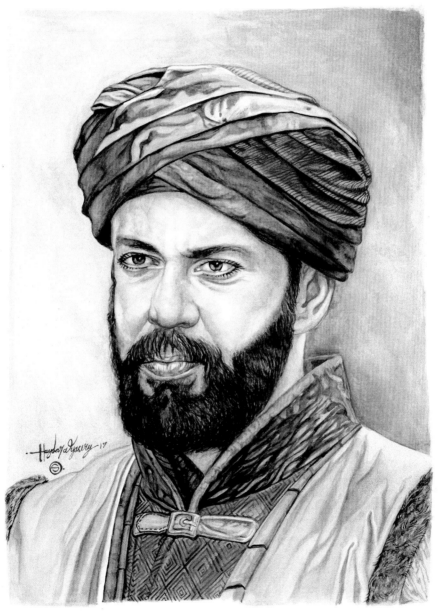

Figure 5.3 Ibn Albaitar

هو ضياء الدين عبدالله بن أحمد الملقب ابن البيطار طبيب و(عشّاب) صيدلاني مسلم أندلسي ولد عام 1197م في مدينة مالقا الأندلسية (جنوب إسبانيا). كان أبوه طبيباً بيطرياً لكنه انصرف إلى دراسة الطب وعلوم الأدوية فبرع فيها. قام برحلات علمية عديدة بصحبة تلميذه الطبيب المشهور ابن أبي اصيبعة الخزرجي إلى بلدان مختلفة بين الشرق والغرب من أجل البحث عن الأعشاب وتراكيب الأدوية منها وخصائصها العلاجية.

قرأ بعضاً من مؤلفات الأطباء والصيدلانيين (النباتيين Botanists) الإغريق من مثل (جالينوس Galenus) و(ديقوسقوريدس(Dioscorides) وغيرهم وأفاد منها كثيراً في تأليف كتبه في علم الأدوية وكان يقدم بعض شروحاته ومصطلحاته فيها بأكثر من لغة مما ساعد على انتشارها في بلاد الغرب.
شغل وظيفة رئيس (العشّابين) الصيدلانين في مصر زمن حكم الملك الكامل محمد الأيوبي وابنه الملك الصالح نجم الدين أيوب الذي أصبح ملكاً على مصر وسوريا ونال عنده شهرة واسعة. توفي في مدينة دمشق عام ١٢٤٩م. من أشهر مؤلفاته:

1 الأدوية المفردة
2 المغني في الأدوية المفردة (مرتب على حسب مداواة أعضاء الجسم)
3 ميزان الطبيب
4 الجامع في الأدوية والأغذية (ترجم إلى اللغتين الألمانية والفرنسية) (*)

(*) بتصرف من المراجع:

- الأعلام - خير الدين الزركلي دار العلم للملايين بيروت - لبنان الطبعة الخامسة عشرة 2002م 67/4
- أعلام المبدعين من علماء العرب المسلمين - علي عبدالفتاح مكتبة ابن كثير - دار ابن حزم الكويت - حولي الجزء الأول الطبعة الأولى 2010م 763/1–765
- عيون الأنباء في طبقات الأطباء - ابن أبي أصيبعة الطبعة الأولى مصر 1881م ص 133

- معجم العلماء العرب - باقر أمين الورد المحامي الجزء الأول راجعه الأستاذ كوركيس عواد عالم الكتب مكتبة النهضة بيروت - لبنان الطبعة الأولى 1986م 45-44/1
- موجز دائرة المعارف الإسلامية الطبعة الأولى عام ١٩٩٨م مركز الشارقة للإبداع الفكري ص138-140
- موسوعة علماء العرب والمسلمين - دكتور محمد فارس المؤسسة العربية للدراسات والنشر بيروت - لبنان دار الفارس للنشر والتوزيع الطبعة الأولى 1993م ص23-25

- Galenus, better known as Galen, was a well-known Greek physician and philosopher.
- Dioscorides was a Greek physician, pharmacologist, and botanist.

Drill 09

- **Building reading skills**

تعزيز مهارة القراءة

- Read **the Ibn Albaitar text** and then answer in Arabic the following questions.

1. مَنْ هو ابن البيطار؟
2. أين ومتى ولد ومات ابن البيطار؟
3. هل قام ابن البيطار برحلات علمية ولماذا؟
4. لمن قرأ ابن البيطار من الأطباء والصيدلانيين الإغريق؟
5. ما هي الوظائف التي شغلها ابن البيطار؟
6. ما الذي ساعد على انتشار كتب ابن البيطار؟
7. ما هي أشهر مؤلفات ابن البيطار؟

Drill 10

- **Improving vocabulary skills**

تحسين مهارة المفردات

- Fill in the blanks with an appropriate word from the following word bank.

WORD BANK					
القيصرية	المشيمة	الرحم	الجنين	تخصص	الحمل
الحامل	الكلية	ضغط	الدهون	الحامل	الطمث

1 طب الأمراض النسائية والتوليد هو . . . .
. . . طبي يهتم في مجالات الرعاية الصحية للنساء.

2 خلال فترة الحمل يكون طبيب الأمراض النسائية والتوليد مسؤولاً
عن صحة الأم و . . . .

3 من علامات الولادة الطبيعية توسع عنق . . . .

. . . .

4 تعتبر الولادة . . . .
. . . . بديلاً عن الولادة
الطبيعية لإخراج الجنين.

5 . . . . أو (الدورة الشهرية) أو
(الحيض) هو مجموعة التغيرات الفسيولوجية المصحوبة بنزول
الدم الفاسد من بطانة رحم المرأة.

6 على المرأة . . . . أن تحافظ على نسبة
الدهون (الكوليسترول) في الدم ضمن معدلها الطبيعي.

7 . . . . وهي العضو الذي يزود الجنين
بالغذاء أثناء فترة الحمل.

البدانة وتأثيرها على صحة المرأة

Obesity and its influence on women's health

تعتبر السمنة وزيادة الوزن من أكثر مشاكل الصحة العامة انتشاراً
في العالم.

تشكل السمنة واحدة من عوامل متعددة تؤثر على صحة الرجل والمرأة بشكل عام وخصوصاً المرأة الحامل من حيث الظروف التي تعيشها أثناء فترة الحمل والتي قد تؤدي إلى مضاعفات تؤثر على نمو وتطور الجنين.

من الأمراض التي تكون السمنة فيها إحدى العوامل الفاعلة هي الإصابة بارتفاع ضغط الدم والسكري وتوقف التنفس المؤقت أثناء النوم كما تزيد من نسبة الدهون (الكوليسترول) في الدم.

ينصح الأطباء ومتخصصو النظم الغذائية بإتباع نظام غذائي صحي متوازن وممارسة الرياضة بشكل مستمر.(∗)

(*)
- Cf. Complete Medical Encyclopedia, American Medical Association, Random House Reference, New York, 2003, P: 913.
- Cf. Harrison's Principles of Internal Medicine, 16th edition, T. R. Harrison and others, McGraw-Hill, Medical Publishing Division, New York, 2005, PP: 422–429.
- Cf. Davidson's Principles & Practice of Medicine, 20th edition, Churchill Livingstone, Edinburgh, 2006, PP: 111–116.

Drill 11

- **Writing skills**

مهارة الكتابة

- Choose 12 words you like from **the obesity and its influence on women's health text**, and then write them in the provided cells.

	9		5		1
	10		6		2
	11		7		3
	12		8		4

Drill 12

- **Elicitation**

الاستنباط

- Write out the necessary English questions to your patient to elicit the following Arabic responses.

1 أجرت زوجة خالي كارل فحوصات متعددة للرحم الشهر الماضي.
2 زوجتي في شهرها السابع للحمل حيث أظهرت فحوصات الأشعة أن الجنين ذكر وهو في صحة جيدة.
3 أختي ساندرا أصيبت بالتهاب اللوزتين الحاد قبل ثلاثة أسابيع.
4 ابنتي ربيكا تعاني من مشاكل في أذنها اليمنى.
5 اتباع نمط غذائي متوازن مع إجراء التمرينات الرياضية تخفف من الإصابة بأمراض كثيرة.
6 أجرت جدتي لوراعملية جراحية لعينها اليسرى قبل شهرين في مستشفى العيون التخصصي.
7 السمنة وزيادة الوزن من الأسباب الفاعلة للإصابة بالعديد من الأمراض.

سرطان الثدي

Breast cancer

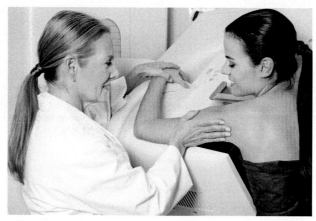

Figure 5.4 A doctor assisting a patient during a mammography

سرطان الثدي هو أحد أنواع الأورام الخبيثة التي تصيب أنسجة ثدي المرأة. كثيرة هي العوامل التي تؤدي إلى الإصابة بسرطان الثدي والتي قد تلعب دوراً مهماً في ذلك منها كما ذكرتها البحوث والدراسات هي إنجاب الأطفال في عمر متأخر والتقدم في العمر والسمنة والتدخين والعلاج بالهرمونات البديلة خلال فترة انقطاع الطمث والعوامل الوراثية وغيرها ولازالت أغلب هذه العوامل مواضيع للدراسات العلمية والمختبرية.

ينصح الأطباء والمختصون بإجراء الفحوصات الدورية للثدي بواسطة التصوير الشعاعي Mammography أو الأشعة فوق الصوتية Ultrasonography أو أخذ العينات Biopsy لفحصها في المختبرات وذلك للتأكد من سلامة الثدي أو كشف الإصابة بالسرطان في مراحله المبكرة لزيادة فرص العلاج واحتمالات الشفاء.(*)

(*) Cf. The Language of Medicine, 9th edition, Davi-Ellen Chabner, Saunders, Philadelphia, 2010, PP: 278–279.

- Cf. Complete Medical Encyclopedia, American Medical Association, Random House Reference, New York, 2003, PP: 275–278.
- Cf. Davidson's Principles & Practice of Medicine, 20th Edition, Churchill Livingstone, Edinburgh 2006, PP: 269–270.
- Cf. Harrison's Principles of Internal Medicine, 16th edition, T. R. Harrison and others, McGraw-Hill, Medical Publishing Division, New York, 2005, PP: 516–523.

Drill 13

- **Working with a picture**

العمل مع الصورة

Read **the breast cancer text** precisely, and then answer the following questions, paying special attention to picture (Figure 5.4).

1 ما هو سرطان الثدي؟
2 ما هي العوامل المحتملة التي تسبب سرطان الثدي؟
3 بماذا ينصح الأطباء المرأة بخصوص صحة الثدي؟
4 ما هو نوع الأشعة التي تؤخذ للثدي للتأكد من سلامته أو إصابته؟

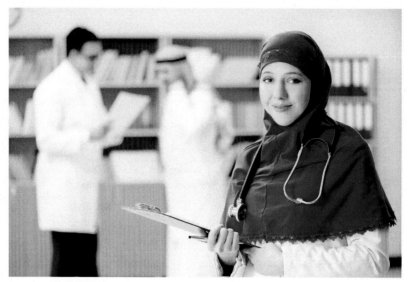

Figure 5.5 A doctor working in a clinic

Drill 14

• **Translation**

الترجمة من الإنجليزية إلى العربية

• Translate the following English sentences into Arabic.

1 What do you do in your free time?
2 Have you had problems with the veins in your legs?
3 Why did you stop taking medication?
4 Have you ever had night sweats or chills?
5 Do you ever have nausea with the pain?
6 How was your health before your heart attack?
7 How has the pain affected your life?

العقم عند المرأة

Infertility in women

العقم هو انخفاض نسبة الخصوبة عند المرأة لأسباب عديدة يعزو الأطباء بعضها إلى الالتهابات التي تصيب الرحم والتي تؤدي إلى تضخمه واستئصاله والتشوهات والأورام التي تصيب قناتي فالوب

Fallopian canal والخلل في وظيفة المبايض Ovulatory dysfunction والخلل في الهرمونات المفرزة والإضطرابات في الدورة الشهرية والتكرار لحالات الإجهاض والتعرض للإشعاعات المتعددة وأمراض الغدد والعوامل الوراثية وغيرها من الأسباب الكثيرة التي قد تكون وراء عدم القدرة على الإنجاب (العقم) عند المرأة. على الرغم من كل هذه الأسباب المحتملة وغيرها فإن المختصين بطب النساء والولادة يرون أيضاً أنه قد تكون أسباب العقم غير قابلة للتشخيص وتبقى مجهولة للكثير من الباحثين. ينصح الأطباء بإجراء فحوصات الإباضة Ovulation testing وتصوير الرحم Hysterosalpingography وتنظير Laparoscopy قناتي فالوب والمبيضين والرحم. هناك كثير من العلاجات التي يوصي الأطباء بها تتراوح بين الأدوية والعمليات الجراحية.(*)

(*) Cf. Complete Medical Encyclopedia, American Medical Association, Random House Reference, New York, 2003, PP: 721–724.

- Cf. Harrison's Principles of Internal Medicine, 16th edition, T. R. Harrison and others, McGraw-Hill, Medical Publishing Division, New York, 2005, PP: 279–283.

Drill 15

- **Summarization**

التلخيص من العربية إلى الإنجليزية •

- Write a brief English summary to **the infertility in women text**.

Drill 16

- **Odd word out**

الكلمة غير المتجانسة

Circle the word that does not belong to each set.

العقم	الرحم	المبايض	القطار	الولادة	1
القيصرية	الطبيعية	الحمل	المخاض	الكتاب	2

الدهون	الضغط	الشارع	الوزن	الصحة	3
المستشفى	المجلات	المرأة	الطبيب	الجنين	4
الثدي	السرطان	الجامعة	الصداع	السكري	5

Drill 17

• **Rearranging words into sentences**

إعادة ترتيب كلمات الجمل

• Unscramble the words in each set to form full meaningful sentences, and then write them in the cells provided.

. . . .	بألم	في	بطني	أشعر	1
. . . .	بنوبة	أصيبت	قلبية	جدتي	2
. . . .	الثدي	خبيث	ورم	سرطان	3
. . . .	ينصح	بالفحوصات	الدورية	الأطباء	4
. . . . هو	انخفاض	الخصوبة	نسبة	العقم	5

Drill 18

• **Essay**

مقالة

• Write a text of approximately 80 words in true Arabic style about your frequent allergic reactions that impair your daily life.

Drill 19

- **Medical specialists**

الأطباء الاختصاصيون

- Identify the medical specialist who treats each of the following cases.

	علم الأمراض	1
	أمراض الأطفال	2
	الأمراض النفسية	3
	الجراحة التجميلية	4
	أمراض القدم	5
	الأمراض العقلية	6
	الأمراض الرئوية	7

Drill 20

- **Building vocabulary**

بناء المفردات

- Mix and match terms or words from the key word box to create meaningful structures; then write them in both Arabic and English in the provided cells.

KEY WORD BOX			
زيادة	تاريخ	رحم	طب
الطمث	الوزن	أخصائي	ولادة
النساء	التوليد	الطفل	المرأة

English	Arabic	
		1
		2
		3
		4
		5

Drill 21

- **Speaking skills**

مهارة التكلم

- Improve your speaking ability by means of reading each of
  the following structures, A, B, C, D, and E, three times before
  proceeding to the next one; then read all of A, B, C, D, and E
  together until you feel competent.

تعتبر السمنة وزيادة الوزن من أكثر مشاكل الصحة العامة انتشاراً في العالم.	A
ينصح الأطباء ومتخصصو النظم الغذائية باتباع نظام غذائي صحي متوازن.	B
سرطان الثدي هو أحد أنواع الأورام الخبيثة التي تصيب أنسجة ثدي المرأة.	C
العقم عند المرأة هو انخفاض نسبة الخصوبة لأسباب عديدة.	D
الولادة هي عملية خروج الجنين من الرحم.	E

Drill 22

- **Recognizing specifics**

إيضاح المحددات

- In the cells of the following box, you will find titles of people. Place each one next to the corresponding person in Figure 5.6.

طبيب	ممرض	حامل	سماعة
طبيبة	ممرضة	جنين	كرسي

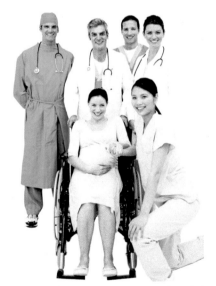

Figure 5.6 A pregnant woman sitting in a wheelchair

Drill 23

- **Mapping**

الرسم الخرائطي

- Complete the illustration of the selection by filling in three obstetrics and gynecology terms used in **the pregnancy and**

childbirth, breast cancer, and infertility in women texts. Write them in both Arabic and English.

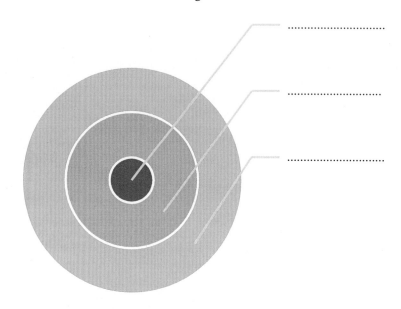

التهاب اللثة

Gingivitis

يعتبر التهاب اللثة Gingivitis من الأمراض التي تصيب اللثة نتيجة لتراكم الجراثيم على سطوح الأسنان واللثة وتسمى Plaques.

من أسباب التهاب اللثة عدم الاعتناء بنظافة الأسنان لفترة من الزمن إلى جانب التدخين والإصابة ببعض الأمراض كالسكري والعوامل الوراثية العائلية واستخدام بعض الأنواع من الأدوية العلاجية وغيرها.

من أعراض التهاب اللثة كما يشخصها أطباء الأسنان النزف عند تنظيف الأسنان بالفرشاة وانتفاخ اللثة وتورمها مع تغيرات لون اللثة كلما زادت حدة الالتهاب مع وجود رائحة كريهة في الفم.

أما العلاجات الطبية فإنها تختلف بحسب مرحلة الالتهاب التي يصل إليها المريض وكذلك طبيعة الحالة الصحية له وقدرته على الاستجابة للعلاجات والأدوية أو الإجراءات الأخرى. (*)

(*) Cf. Carranza's Clinical Periodontology, 11th edition, Michael G. Newman, Henry H. Takei, Perry R. Klokkevold, and Fermin A. Carranza, Saunders, 2012, PP: 76–126.

- Plaque is a sticky deposit on teeth in which bacteria proliferate.

Drill 24

- **Expanding vocabulary**

مضاعفة المفردات

- Write a brief account in English on **the gingivitis text**.

. . . .
. . . .
. . . .
. . . .
. . . .
. . . .

هشاشة العظام عند المرأة

Osteoporosis

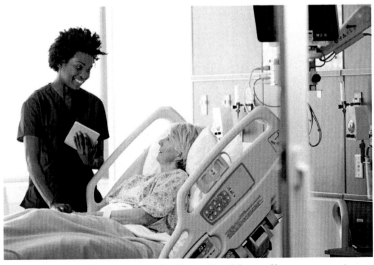

Figure 5.7 A hospital nurse with digital tablet talks to a senior

هشاشة العظام Osteoporosis أو ما يطلق عليه نخر العظام وضعفها هو مرض يحدث نتيجة قلة كثافة العظم. ويبدو أن هذه الحالة مشتركة بين الرجال والنساء على حد سواء لكن الدراسات والأبحاث تؤكد أن نسبة الإصابة بهذا المرض لدى النساء أكثر مما هي عند الرجال كلما تقدم الإنسان في العمر. إن تعرض العظام إلى هذه الدرجة من الضعف يؤدي إلى عدم القدرة على القيام بأبسط الأعمال اليومية.

إن السبب وراء هذا المرض هو النقص الحاصل في مستوى الكالسيوم وبعض المعادن الأخرى في العظام وقد يعود السبب إلى بعض العوامل الوراثية.

ينصح الأطباء والمختصون بإتباع نظام غذائي صحي متوازن وإجراء اختبارات الكثافة المعدنية للعظام من أجل الوقوف على التشخيص الصحيح لقوة العظام وضعفها. (*)

(*) Cf. Complete Medical Encyclopedia, American Medical Association, Random House Reference, New York, 2003, PP: 930–932.
- Cf. Davidson's Principles & Practice of Medicine, 20th Edition, Churchill Livingstone, Edinburgh, 2006, PP: 1121–1126.
- Cf. The Language of Medicine, 9th edition, Davi-Ellen Chabner, Saunders, Philadelphia, 2010, PP: 598–603.
- Cf. Harrison's Principles of Internal Medicine, 16th edition, T. R. Harrison and others, McGraw-Hill, Medical Publishing Division, New York, 2005, PP: 2268–2278.

Drill 25

- **Integrated skills**

مهارات متحدة

- This is a multiple-choice practice based on integrated skills.
- The questions are about vocabulary in context, essential concepts, specific details, and inferences.
- There is only one correct answer for each question.
- Read **the osteoporosis text** carefully, and then check the bullet of the choice that is the best answer for each question.

1 هشاشة العظام هي:

- مرض يصيب الكليتين
- مرض يصيب الأسنان
- مرض يصيب العظام

2 يحدث مرض هشاشة العظام نتيجة:

- زيادة كثافة العظم
- قلة كثافة العظم
- نقص في عدد العظام

3 نسبة إصابة النساء بمرض هشاشة العظام:

- أقل من الرجال
- أكثر من الرجال
- لا توجد

4 السبب وراء مرض هشاشة العظام هو:

- زيادة الكالسيوم
- قلة الكالسيوم
- لا هذا ولا ذاك

5 للمحافظة على سلامة العظام ينصح الأطباء باتباع:

- نظام غذائي صحي متوازن
- نظام غذائي عشوائي غير متوازن
- نظام غذائي متقطّع

طب الأعشاب

Herbal medicine

طب الأعشاب أو التداوي بالأعشاب Herbal medicine ويسمى أيضاً
الطب التكميلي والبديل Complementary and alternative medicine وهو

استخدام الأعشاب والنباتات المتنوعة الأشكال والأصناف لأغراض طبية علاجية أو للتخفيف من المضاعفات المرضية بما لجميع أجزاء النباتات كالسيقان والجذور والأوراق والثمار والبذور من خصائص وصفات طبيعية. التداوي بالأعشاب أمر شائع بين الشعوب والمجتمعات الإنسانية تستخدمه بطرائق مختلفة ضمن وصفات طبية مخصوصة منذ قديم الزمان.

يسمى الشخص الذي يمارس التداوي بالأعشاب بـ (العشّاب أو النباتي Botanist) حيث يقوم بتحضير الخلاصات العشبية على شكل مستحضرات لعلاج العديد من الأمراض التي تصيب مثلاً المعدة والعظام والمفاصل والكلى والكبد والسكري وغيرها.

لطب الأعشاب فوائد متنوعة ضمن نظام الإنسان الغذائي اليومي لخلوها من المواد الكيماوية ولأنها سهلة الاستعمال. (*)

(*) Cf. Harrison's Principles of Internal Medicine, 16th edition, McGraw-Hill, Medical Publishing Division, New York, 2005, PP: 66–70.

- Cf. Complete Medical Encyclopedia, American Medical Association, Random House Reference, New York, 2003, PP: 664–666.
- Cf. Davidson's Principles & Practice of Medicine, 20th edition, Churchill Livingstone, Edinburgh 2006, PP: 15–16.
- Cf. Herbal Medicine, Edzard Ernst, Butterworth-Heinemann, Oxford, 2000, PP: 5–68.

Drill 26

- **Selection review**

نص للمراجعة

- Fill in the blanks with the appropriate word or words from **the herbal medicine text.**

1 طب الأعشاب أو التداوي بالأعشاب Herbal medicine ويسمى أيضاً الطب التكميلي والبديل Complementary and alternative medicine وهو استخدام . . . . أو للتخفيف من المضاعفات المرضية بما لجميع

أجزاء النباتات كالسيقان والجذور والأوراق والثمار والبذور من
خصائص وصفات طبيعية.

2 يسمى الشخص الذي يمارس التداوي بالأعشاب . . . .
. . . . حيث يقوم بتحضير . . . .
المعدة والعظام والمفاصل والكلى والكبد والسكري وغيرها.

Drill 27

- **Vocabulary workshop**

ورشة المفردات

- Select five Arabic vocabulary words from each of the following selections.
- Write them in the cells provided.
- Rewrite them on flashcards in both Arabic and English, and exchange them with your classmates.
- Memorize them well since medical Arabic depends on the range and accuracy of your active vocabulary acquisition.

- Pregnancy and Childbirth

- Ibn Albaitar

- Obesity and its Influence on Women's Health

- Breast Cancer

- Infertility in Women

- Osteoporosis

Chapter 6
Cardiovascular system

الفصل السادس

جهاز القلب
والأوعية الدموية

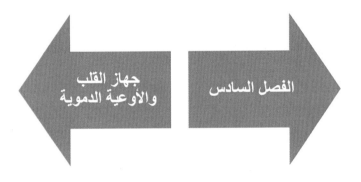

نظرة عامّة

Overview

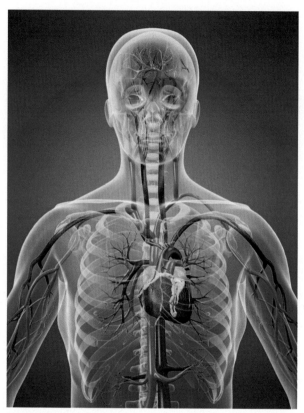

Figure 6.1 Cardiovascular system

يسمى جهاز القلب والأوعية الدموية Cardiovascular system "المنظومة القلبية الوعائية" وتسمى أيضاً "جهاز الدوران" Circulatory system. يعتبر القلب القوة الأساسية في مركز هذا الجهاز وهو عبارة عن مضخة تضخ الدم إلى جميع أنحاء الجسم. تتكون هذه المضخة من أربع حجرات وهي الأذين الأيمن Right atrium والبطين الأيمن Right ventricle والأذين الأيسر Left atrium والبطين الأيسر Left ventricle. إن عملية ضخ الدم إلى جميع أنحاء الجسم تتم عبر شبكة من الأنابيب الناقلة للدم تعرف بالأوعية الدموية Blood vessels حيث تقوم بوظائفها بشكل دقيق ومتوازن من أجل حياة صحية جيدة.

تتكون هذه الشبكة من ثلاثة أنواع رئيسية من الأوعية:

- الشرايين Arteries - وظيفتها نقل الدَّم المؤكسج Oxygenated blood من القلب إلى جميع أنحاء الجسم.
- الأوردة Veins - وظيفتها نقل الدَّم غير المؤكسج Deoxygenated blood من أعضاء الجسم إلى القلب.
- الشعيرات الدموية Capillaries - هي شبكة من الأوعية الدّمويّة الرقيقة الجدران بين الأوردة و الشرايين.

في منظومة هذا الجهاز تجري دورتان دمويتان:

- الدورة الدموية الصغرى وتسمى أيضاً بالدورة الرئوية Pulmonary circulation وبواسطتها يتم نقل الدم غير المؤكسج من القلب إلى الرئتين لأكسجته.
- الدورة الدموية الكبرى وتسمى أيضاً بالدورة الجهازية Systemic circulation وبواسطتها يتم نقل الدم المؤكسج من القلب إلى جميع أنحاء الجسم. (*)

(*) Cf. Complete Medical Encyclopedia, American Medical Association, Random House Reference, New York 2003, PP: 320–321.

- Oxygenated blood دم يحتوي على الأوكسجين
- Deoxygenated blood دم لا يحتوي على الأوكسجين

Drill 01

- **Interactive practice**

ممارسة تفاعلية

- Complete the following structures by inserting the appropriate words or phrases from **the overview text**.

1 يسمى جهاز . . . .
. . . . Cardiovascular system المنظومة القلبية الوعائية . .
. . . .
. . . . الدوران Circulatory system

2 يعتبر . . . . في مركز هذا الجهاز وهو عبارة عن . . . . إلى جميع أنحاء الجسم.

3 إن عملية . . . . أنحاء الجسم تتم عبر شبكة من . . . . تعرف بالأوعية الدموية Blood vessels

4 الشرايين Arteries وظيفتها . . . . من القلب إلى جميع أنحاء الجسم.

5 الأوردة Veins وظيفتها . . . . الجسم إلى القلب.

6 الشعيرات الدموية Capillaries هي . . . . بين الأوردة و الشرايين.

7 في منظومة هذا الجهاز تجري . . . .

8 الدورة . . . . الصغرى وتسمى أيضاً بالدورة الرئوية Pulmonary circulation وبواسطتها يتم . . . . غير المؤكسج من القلب إلى . . . .

9 الدورة الدموية الكبرى وتسمى أيضاً بالدورة الجهازية Systemic circulation وبواسطتها . . . . من القلب إلى . . . . الجسم.

10 تتكون هذه المضخة من . . . . وهي الأذين الأيمن Right atrium والبطين الأيمن . . . . Right ventricle· Left ventricle . . . . ·Left atrium·

السكتة القلبية

Heart attack

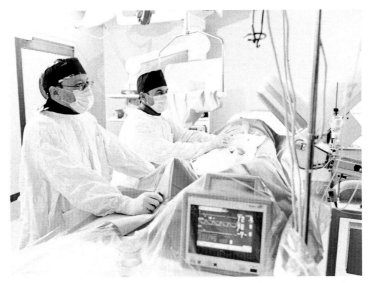

Figure 6.2 A team of surgeons during a vascular surgery operation

السكتة القلبية ـ وقد تسمى احتشاء عضلة القلب Heart attack وتحدث لأسباب عديدة كانسداد واحد أو أكثر من الشرايين التاجية Coronary arteries التي تزود القلب بالدم الغني بالأوكسجين بسبب تراكم طبقة من الكوليسترول على جدرانــها الداخلية أو بسبب تصلبــها Atherosclerosis أو بسبب تشنجات فيها Coronary vasospasm نظراً لتعاطي بعض العقاقير مثل الكوكايين وغيرها من العوامل التي تؤدي إلى أضرار في عضلة القلب وحدوث السكتة القلبية.
من العوامل التي تساعد في حدوث السكتة القلبية ما يلي:

- التدخين Smoking
- ارتفاع ضغط الدم High blood pressure
- السكري Diabetes
- عدم ممارسة التمارين الرياضية Lack of exercise
- السمنة الزائدة Obesity

- ارتفاع نسبة الكولسترول في الدم High blood cholesterol
- الإفراط في تناول الكحول Excessive alcohol intake
- سوء النظام الغذائي Poor diet
- التوتر Stress
- التاريخ العائلي Family history الذي يسجل إصابات العائلة بالسكتات القلبية وغيرها من الأمراض.

أحياناً تكون السكتة القلبية طارئة لكنها تهدد حياة المريض مما يستدعي الرعاية الطبية الفورية. إن الأعراض المصاحبة للسكتة القلبية عموماً ما تكون آلاماً في الصدر وضيقاً في التنفس وقد يمتد الألم إلى مناطق الكتف والظهر والذراع والأسنان والفك والجزء العلوي من البطن ومعها يكون المريض عرضة للتعرق والغثيان.
هذه الأعراض وغيرها لا تظهر نفسها عند كل المصابين بسكتة قلبية بل تلعب عوامل متعددة أخرى في نمطية هذه الأعراض. إن السكتة القلبية يمكن أن تحدث في أي زمان ومكان. (*)

(*) Cf. Harrison's Principles of Internal Medicine, 16th edition, T. R. Harrison and others, McGraw-Hill, Medical Publishing Division, New York, 2005, PP: 1316–1317.

- Cf. Complete Medical Encyclopedia, American Medical Association, Random House Reference, New York, 2003, P: 880.
- Cf. Davidson's Principles & Practice of Medicine, 20th edition, Churchill Livingstone, Edinburgh, 2006, PP: 591–600.

المفردات التراكمية لنص السكتة القلبية

Cumulative vocabulary of heart attack text

Heart attack	سكتة قلبية	1
Blockage	انسداد	2
Artery	شريان	3

Coronary artery	الشريان التاجي	4
Provide	يزوّد	5
Wall	جدار	6
Atherosclerosis	تصلّب الشرايين	7
Take	تناول	8
Diabetes	السكري	9
Exposure	تعرّض	10
Extreme cold	برد قارص	11
Obesity	السمنة	12
Diet	نظام غذائي	13
Hitting	إصابة	14
Symptom	عرض	15
Stress	التوتر	16
Threatens	يهدد	17
Require	يستدعي	18
Care	رعاية	19
Immediate	فورية	20
Pain	ألم	21
Abdomen	البطن	22
Sweating	يتعرّق	23
Nausea	غثيان	24
Style	نمط	25

Drill 02

- **Word combinations**

تراكيب الكلمة

- Make as many word combinations in English and Arabic as you can using words from the cumulative vocabulary of **the heart attack text**, and then write them in the provided cells.

	English combinations	Arabic combinations
▶		
▶		
▶		
▶		
▶		
▶		
▶		
▶		
▶		
▶		

Drill 03

- **Comprehension**

الاستيعاب

- Read **the heart attack text** carefully, and then with a classmate, determine whether each of the following seven statements is true or false. Confirm your answers with another classmate.

True صحيح	False خطأ		
		السكتة القلبية تسمى بالإنجليزية Heart attack	1
		لا تحدث عن انسداد واحد أو أكثر من الشرايين التاجية.	2
		الشريان التاجي لا يزود القلب بالدم الغني بالأوكسجين.	3
		ارتفاع نسبة الكولسترول في الدم أحد اسباب حدوث السكتة القلبية.	4
		سوء النظام الغذائي أحد أسباب حدوث السكتة القلبية.	5
		السكتة القلبية لا تهدد حياة المريض.	6
		آلام الصدر وضيق التنفس من الأعراض المصاحبة للسكتة القلبية.	7

Drill 04

- **Reading strategy – interacting with the paragraph**

استراتيجية القراءة ـ التفاعل مع الفقرة

  - Read the following excerpts from **the heart attack text**, and then organize them chronologically.

1 هذه الأعراض وغيرها لا تظهر نفسها عند كل المصابين بسكتة قلبية بل تلعب عوامل متعددة أخرى في نمطية هذه الأعراض.
2 أحياناً تكون السكتة القلبية طارئة لكنها تهدد حياة المريض مما يستدعي الرعاية الطبية الفورية.
3 تحدث لأسباب عديدة كانسداد واحد أو أكثر من الشرايين التاجية.
4 إن الأعراض المصاحبة للسكتة القلبية عموماً ما تكون آلاماً في الصدر وضيقاً في التنفس.

Drill 05

- **Comprehension**

الاستيعاب

  - Read **the heart attack text** carefully and then answer in Arabic the following English questions.

1 What is a heart attack?
2 Does a heart attack occur anytime, anywhere?
3 Does a heart attack threaten the patient's life?
4 Does a heart attack occur suddenly?
5 What are the risk factors that caused a heart attack?

Drill 06

- **Mix and match**

امزج وماثل

  - Match each word in column A with an appropriate word from column B to make meaningful phrases, and then write them in column C. Write their English equivalents in column D.

Column D	Column C			Column B	Column A
		1		غذائي	شريان
		2		التنفس	سكتة
		3		رياضية	ضغط
		4		قلبية	نظام
		5		الصدر	تمارين
		6		الدم	آلام
		7		تاجي	ضيق

Drill 07

- **Multiple choice**

خيارات متعددة

- Fill in the blanks with the appropriate word from those given in cells A, B, and C. Demonstrate all aspects of agreement.

A	B	C		
عظام	آلام	عضلات	صباح هذا اليوم شعر والدي بـ . . . . شديدة في صدره.	1
طبيب	دواء	صيدلية	اليوم موعدي مع . . . . الأمراض الجلدية.	2
الباخرة	المستشفى	الطائرة	سيدخل صديقي باتريك . . . . لإجراء عملية جراحية.	3

	A	B	C		
	أسنان	خضار	فواكه	ابن عمي طبيب . . . . في المركز الصحي قرب أسواق دنيا.	4
	صداع	سكتة	التهاب	أصيب صديقي يوم أمس بـ . . . . قلبية.	5
	عملية	تعقيم	مناظرة	دونا ستجري . . . . جراحية للمرارة	6
	العريضة	الطويلة	الزائدة	السمنة . . . . من الأسباب التي تؤدي إلى حدوث النوبة القلبية.	7

Drill 08

- **Meeting the patient**

مقابلة المريض

- Request the Arabic answers to the following English questions.

1 Have you ever had chest pain before?
2 Does it hurt you when you take a deep breath?
3 Do you have other symptoms with pain?
4 Do you have diabetes?
5 How is your blood cholesterol?
6 Do you have high blood pressure?
7 Do you smoke?
8 Have ever experienced shortness of breath?
9 Have you ever been in the hospital? Why were you there?

10 Has anyone in your family been treated for heart disease?
11 Have you ever had a cardiac catheterization?
12 Do you take naps?
13 Are you snoring during sleep?
14 What are your daily activities?
15 Do environmental factors affect your ability to exercise?

ابن سينا

Ibn Sina (Avicenna)

980م–1037م

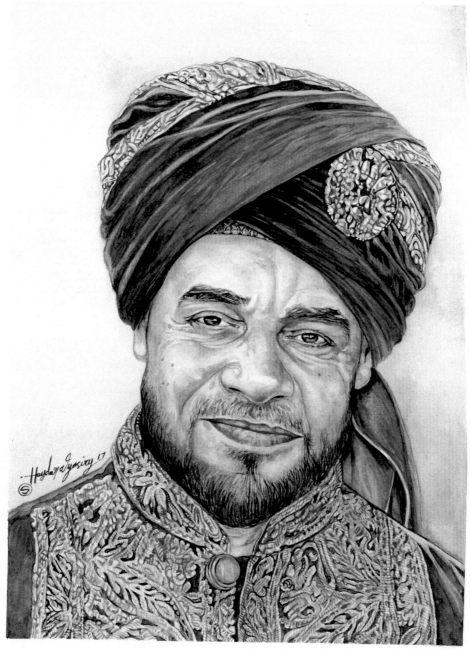

Figure 6.3 Ibn Sina (Avicenna)

هو الحسين بن عبدالله بن علي الملقب بالشيخ الرئيس ابن سينا ويسميه علماء الغرب Avicenna ولد في عام 980م في قرية أفشانا قرب بخارى أحد أقاليم أوزبكستان التي تقع في وسط آسيا وعاصمتها طشقند حالياً. حفظ القرآن وقرأ الكثير من مخطوطات علوم عصره فاستوعبها ووصفه أهل عصره بالعبقري وهو لم يزل في سن العاشرة. الشيخ الرئيس ابن سينا عالم وطبيب وفيلسوف من عباقرة الأطباء المسلمين حيث يعتبره البعض من العلماء المعلم الثالث بعد أرسطو والفارابي.

رحل إلى بلدان كثيرة وناظر العلماء والفلاسفة والأطباء. أتقن العديد من العلوم والمعارف وابتكر أموراً كثيرة في ميادين الطب والعلوم التي أغنت الحضارة بل والإنسانية والفكر البشري على مرِّ الأزمنة والعصور.

زار ابن سينا مدينة همذان حيث أكرمه ملكها شمس الدولة وعمل طبيباً في مملكته وتقلد لديه إحدى الوزارات ثم اعتزل الوزارة والسياسة ليتفرغ إلى الطب. قام ابن سينا بمعالجة سلطان بخارى نوح بن منصور حين أصابه مرض شديد عجز الكثير من الأطباء عن معالجته ولما شفي السلطان من مرضه كافأه مكافأة كبيرة. توفي ابن سينا في مدينة همذان عام 1037م. من مؤلفاته:

1   كتاب القانون في الطب The canon of medicine وهو عبارة عن موسوعة طبية كبيرة للأمراض ووصفها وعلاجاتها واعتبر هذا الكتاب المصدر الرئيسي في الطب تقريباً لأكثر من ستمائة سنة وقد ترجم إلى اللغة اللاتينية في القرن الثاني عشر.

طبع كتاب القانون في الطب أكثر من عشرين طبعة في القرن السادس عشر الميلادي.

2   كتاب الشفاء The book of healing

3   كتاب النبات والحيوان

4   كتاب الدستور الطبي

5 كتاب الأجرام السماوية
6 كتاب أسرار الحكمة المشرقية (*)

(*) بتصرف من المراجع:

- الأعلام ـ خير الدين الزركلي دار العلم للملايين بيروت ـ لبنان الطبعة الخامسة عشرة 2002م 2/241–242
- أعلام المبدعين من علماء العرب المسلمين ـ علي عبدالفتاح مكتبة ابن كثير ـ دار ابن حزم الكويت ـ حولي الجزء الأول الطبعة الأولى 2010م 1/740–744
- معجم العلماء العرب ـ باقر أمين الورد المحامي الجزء الأول راجعه الأستاذ كوركيس عواد عالم الكتب مكتبة النهضة بيروت ـ لبنان الطبعة الأولى 1986م 1/55
- موسوعة علماء العرب والمسلمين ـ دكتور محمد فارس المؤسسة العربية للدراسات والنشر بيروت ـ لبنان دار الفارس للنشر والتوزيع الطبعة الأولى 1993م ص 36–38
- عيون الأنباء في طبقات الأطباء ـ ابن أبي أصيبعة الطبعة الأولى مصر 1881م ص 2–5
- موجز دائرة المعارف الإسلامية ـ الطبعة الأولى مركز الشارقة للإبداع الفكري 1998م ص227–239

Drill 09

- **Building reading skills**

تعزيز مهارة القراءة

- Read **the Ibn Sina text** carefully and then answer in Arabic the following questions.

1 مَنْ هو ابن سينا؟
2 متى ولد ابن سينا ؟ وأين؟
3 لماذا وصفه أهل عصره بالعبقري؟
4 هل زار ابن سينا مدينة همذان؟ ومن أكرمه؟ وماذا عمل لديه؟
5 هل تقلد إحدى الوزارات وفي أيِّ زمن؟

6 من هو السلطان الذي عالجه ابن سينا؟

7 اذكر اثنين من مؤلفات ابن سينا.

Drill 10

- **Improving vocabulary skills**

تحسين مهارة المفردات

- Fill in the blanks with an appropriate word from the following word bank.

WORD BANK					
الرئتين	القلب	الكتف	دهون	ضغط	الصدر
المركزة	قسطرة	الأوردة	الشرايين	النبض	تخدير

1 شعر أخي ناصر صباح هذا اليوم بآلام شديدة في . . . .
. . . .

2 قالت الممرضة للمريض: إنّ . . . .
. . . . الدم عندك مرتفع.

3 أظهرت نتائج تحاليل الدم لوالدي أنّ نسبة الـ . . . .
. . . . عالية جداً.

4 سيجري الدكتور مارك . . . .
. . . . القلب لخالي في مستشفى المدينة المركزي.

5 إنّ . . . . عندك
مرتفع جداً وتحتاج إلى مراجعة طبيب الأمراض القلبية.

6 نقل المصاب إلى وحدة العناية . . . .
في . . . .
المستشفى.

7 أظهرت نتائج الفحوصات والأشعة أنّ . . . .
. . . . مصابة بالتهاب حاد.

ضغط الدم

Blood pressure

ضغط الدم هو الضغط المتداول للدم على جدران الأوعية الدموية ويكون على نوعين:

- الضغط الانقباضي (الضغط العالي) Systolic pressure ويحدث أثناء انقباض القلب.
- الضغط الانبساطي (الضغط المنخفض) Diastolic pressure ويحدث أثناء انبساط القلب.

يكون الضغط الانقباضي دائماً أعلى في قيمته من الضغط الانبساطي وتكون قراءتهما على شكل بسط ومقام مثلاً 120/80.

يتم قياس ضغط الدم بأجهزة متخصصة وهي متنوعة توجد في عيادات الأطباء والمستشفيات والمراكز الصحية والصيدليات والمنازل والمكاتب منها ما هو زئبقي ومنها ما هو إلكتروني.

إن مراقبة ضغط الدم ضرورية جداً من أجل صحة جيدة لأنَّ ارتفاع ضغط الدم Hypertension قد يؤدي إلى مضاعفات صحية خطيرة. أما في حالة انخفاض ضغط الدم Hypotension فإن ذلك مشكلة لا يستهان بها رغم أن لها مضاعفات متعددة. يعني انخفاض ضغط الدم أن كمية الدم لا تصل إلى جميع أعضاء الجسم بكمية كافية أو بسرعة متوازنة وهذا يعني نقص في الأوكسجين والغذاء مما يؤثر سلبياً على الصحة العامة للإنسان.

من العوامل التي تؤثر على ارتفاع ضغط الدم التقدم في السن والتدخين وأمراض القلب والشرايين والتوتر الشديد وزيادة الوزن والسكري وغيرها.

ومن العوامل التي تؤدي إلى انخفاض ضغط الدم منها ما هو طبيعي كنمط الحياة وطبيعة الشخص الجسمية ومنها ما هو نتيجة لمرض معين أو تناول بعض أنواع من الأدوية والأسباب كثيرة. (*)

(*) Cf. Complete Medical Encyclopedia, American Medical Association, Random House Reference, New York 2003, PP: 254–255.

- Cf. The Language of Medicine, 9th edition, Davi-Ellen Chabner, Saunders, Philadelphia, 2010, PP: 406–407.
- Cf. Textbook of Physical Diagnosis: History and Examination, 6th edition, Mark H. Swartz, New York, 2009, PP: 399, 413–415.

Drill 11

- **Writing skills**

مهارة الكتابة

- Choose 12 words you like from **the blood pressure text**, and then write them in the provided cells.

	9		5		1
	10		6		2
	11		7		3
	12		8		4

Drill 12

- **Elicitation**

الاستنباط

- Write out the necessary English questions to your patient to elicit the following Arabic responses.

1 أخي مايكل عنده التهاب في الحلق.
2 الضرس التالف في الفك السفلي.
3 شعرت بألم شديد في بطني منذ يومين.
4 تشعر أختي ليزا بصداعٍ شديد في ساعات الصباح الأولى.
5 لا أسمع جيداً وخصوصاً في أذني اليمنى.

6 أجرى صديقي آرثر عملية استئصال المرارة قبل ستة أشهر.
7 في آخر تحليل لخالتي ليندا كانت نسبة الكولسترول Cholesterol مرتفعة قليلاً (*).

(*) الكولسترول Cholesterol – مادّةٌ دهنيّة أساسيّة في تكوين الخلايا وله عدّة وظائف في الجسم وهو على نوعين:

- كولسترول نافع أو حميد "Good cholesterol" وهو بروتين دهني عالي الكثافة High-density lipoprotein (HDL) وهذا النوع مفيد للصحة.
- كولسترول ضار أو سيء "Bad cholesterol" ، وهو بروتين دهني منخفض الكثافة Low-density lipoprotein (LDL) وهذا النوع ضار للصحة.

إنّ ارتفاع نسبة الكولسترول بالدم تؤدي إلى ترسّبه على جدران الشرايين وبعض الأوعية الدمويّة مما يؤدّي إلى انسداد وتصلّب الشرايين وحدوث الأزمات القلبية.

Cholesterol – is a fatty substance, which is essential in the formation of cells and has several functions in the body. There are two types of cholesterol:

- Good cholesterol consists of a high-density lipoprotein (HDL). This type is useful to the health.
- Bad cholesterol consists of a Low-density lipoprotein (LDL). This type is harmful to the health.

The high cholesterol levels in the blood lead to deposition on the walls of arteries and some blood vessels, leading to blockage, atherosclerosis, and the occurrence of heart attacks.

تخطيط القلب

Electrocardiography (ECG or EKG)

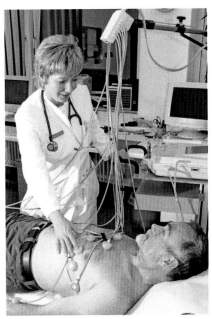

Figure 6.4 ECG/EKG test

مخطط كهربائية القلب أو ما هو شائع (تخطيط القلب) هو اختبار
للتحقق من انتظام ضربات القلب ومن نشاطه الكهربائي حيث يمكن
أن تكون ضربات القلب بطيئة جداً أو سريعة جداً أو غير منتظمة.
إن هذا النوع من الاختبارات يمكن أن يجرى في عيادة الطبيب أو
المركز الصحي أو المستشفى. إن إجراء مخططات القلب تفيد في
توفير بعض المعلومات عن مرض القلب التاجي Coronary heart disease
لمعرفة طبيعة إمداد القلب بالدم نتيجة تراكم الدهون في الأوعية الدموية
أو النوبات القلبية Heart attacks أو اعتلال عضلة القلب Cardiomyopathy
وغيرها.

عند إجراء مخطط القلب تلصق نوع من المجسات أو الأقطاب الكهربائية
على الصدر والذراعين والساقين لالتقاط الإشارات الكهربائية التي

يرسلها القلب مع كل نبضة من نبضاته حيث يقوم جهاز تسجيل مخطط كهربائية القلب بتسجيلها ليقوم الطبيب بعد ذلك بقراءتها وفحصها وبيان ملاحظاته فيما إذا كانت طبيعية أو غير طبيعية. هناك ثلاثة أنواع لتخطيط كهربائية القلب هي:

- تخطيط أثناء الراحة Resting ECG or EKG ويجرى في حال كون الشخص مستلقياً وفي وضع مريح.
- تخطيط أثناء الجهد Stress or exercise ECG or EKG ويجرى من خلال إجراء تمارين معينة.
- تخطيط جوّال Ambulatory ECG or EKG ويجرى من خلال جهاز يحمله الشخص لمدة معينة من أجل المراقبة الدقيقة. (*)

(*) Cf. Complete Medical Encyclopedia, American Medical Association, Random House Reference, New York, 2003, PP: 494–495
- Cf. Davidson's Principles & Practice of Medicine, 20th edition, Churchill Livingstone, Edinburgh, 2006 PP:592–594
- Cf. The Language of Medicine, 9th edition, Davi-Ellen Chabner, Saunders, Philadelphia, 2010, PP: 428–429

Drill 13

- **Working with a picture**

العمل مع الصورة

- Read **the electrocardiography (ECG or EKG) text**, and then answer the following questions, paying special attention to Figure 6.4.

1 ما هو مخطط كهربائية القلب؟

2 أين يجرى هذا النوع من الاختبارات؟

3 ما هي المعلومات المرضية التي يمكن أن تقدمها مخططات القلب؟

4 صف لنا كيفية عمل تخطيط للقلب في حال كون الشخص في وضع مريح؟

5 كيف يجرى تخطيط القلب أثناء الجهد؟

6 كيف يجرى تخطيط القلب الجوال؟

Drill 14

- **Translation**

الترجمة من الإنجليزية إلى العربية

- Translate the following English sentences into Arabic.

1 Have you ever lost consciousness?
2 Do you have blurred vision?
3 Have you had palpitations?
4 Did you have pain when you cough?
5 Does anyone in your family have high blood pressure?
6 Do you have high cholesterol?
7 Do you have diabetes mellitus?

قسطرة القلب

Cardiac catheterization

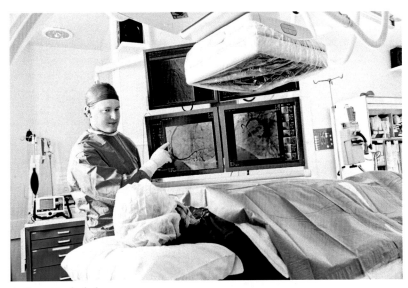

Figure 6.5 Cath lab

قسطرة القلب ((Cardiac catheterization [heart cath]) أو القسطرة القلبية أو
ما يطلق عليه عموماً (القسطرة) هي إجراء جراحي يقوم به طبيب
متخصص في أمراض القلب وذلك بواسطة إدخال أنبوب طويل ورفيع

للشرايين يسمى (قسطر) (catheter) غالباً ما يكون عن طريق منطقة الفخذ أو غيره من مناطق الجسم. تصاحب إدخال الأنبوب إدخال صبغة معينة للشرايين لغرض تصويرها بالأشعة السينية بوضوح ورؤية مواقع الانسداد داخل الشرايين. يتم إجراء تلك العملية مع التخدير الموضعي للمنطقة التي يتم فيها إدخال القسطرة إلى الشريان. تستخدم القسطرة لتشخيص بعض أمراض الصمامات القلبية وعلاج تضيق الصمام التاجي وغيرها من الشرايين. قد لا تستغرق القسطرة وقتاً طويلاً في الحالات الاعتيادية بعدها يحتاج المريض للراحة بضع ساعات. (*)

(*)

- Cf. Complete Medical Encyclopedia, American Medical Association, Random House Reference, New York 2003, PP: 330–331.
- Cf. Harrison's Principles of Internal Medicine, 16th edition, T. R. Harrison and others, McGraw-Hill, Medical Publishing Division, New York, 2005, PP: 1327–1330.
- Cf. Davidson's Principles & Practice of Medicine, 20th edition, Churchill Livingstone, Edinburgh 2006, PP: 532–534.
- Cf. The Language of Medicine, 9th edition, Davi-Ellen Chabner, Saunders, Philadelphia, 2010, PP: 428, 431.

Drill 15

- **Summarization**

التلخيص من العربية إلى الإنجليزية

- Write a brief English summary to **the cardiac catheterization text**, paying special attention to Figure 6.5.

Drill 16

- **Odd word out**

الكلمة غير المتجانسة

- Circle the word that does not belong to each set.

1	قسطرة	الفخذ	الشريان	الشباك	القلب
2	ساق	ذراع	ضرس	البيت	أنف

نبات	تجبير	تضميد	استئصال	التهاب	3
أوراق	دوخة	صداع	كولسترول	ضغط	4
إبرة	سجادة	مختبر	سماعة	مستشفى	5

Drill 17

- **Rearranging words into sentences**

إعادة ترتيب كلمات الجمل

- Unscramble the words in each set to form full meaningful sentences, and then write them in the cells provided.

		بيتنا	مستشفى	قرب	الأطفال	1
....		القلب	غدٍ	قسطرة	يوم	موعد	2
....						
....	اليومي	حالة	فحص	صحية	جيدة	الضغط	3
....		مضرة	ارتفاع	بالدم	نسبة	الدهون	4
....		الغدة	موعد	طبيب	اليوم	5

Drill 18

- **Essay**

مقالة

- Write a text of approximately 80 words in true Arabic style about your perspective of the greatest threat to your health. If possible, pick an experience of your own and explain how it has influenced your life.

Drill 19

- **Medical specialists**

الأطباء الاختصاصيون

- Identify the medical specialist who treats each of the following cases.

	أمراض العيون	1
	أمراض الغدد	2
	أمراض النساء والولادة	3
	أمراض الأطفال	4
	أمراض القلب والأوعية الدموية	5
	أمراض الجهاز التنفسي	6
	أمراض العظام والمفاصل	7

Drill 20

- **Building vocabulary**

بناء المفردات

- Mix and match terms or words from the key word box to create meaningful structures; then write them in both Arabic and English in the provided cells.

KEY WORD BOX			
الوسطى	الصدري	عملية	سكتة
قيصرية	قلبية	القفص	الأذن
العليا	الفقري	العمود	الأطراف

English	Arabic	
		1
		2
		3
		4
		5

Drill 21

- **Speaking skills**

مهارة التكلم

- Improve your speaking ability by means of reading each of the following structures, A, B, C, D, and E, three times before proceeding to the next one; then read all of A, B, C, D and E together until you feel competent.

<div dir="rtl">القسطرة هي إجراء جراحي يقوم به طبيب متخصص.</div>	A
<div dir="rtl">تصاحب إدخال الأنبوب إدخال صبغة معينة للشرايين لغرض تصويرها بالأشعة السنية.</div>	B
<div dir="rtl">تستخدم القسطرة للتخفيف من آلام الصدر وضيق التنفس.</div>	C
<div dir="rtl">بعد القسطرة يحتاج المريض للراحة بضع ساعات.</div>	D
<div dir="rtl">في الحالات الاعتيادية لا تستغرق القسطرة وقتاً طويلاً.</div>	E

Drill 22

- **Recognizing specifics**

إيضاح المحددات

- In the cells of the following box, you will find Arabic warning signs of heart attack; place each sign next to its corresponding in Figure 6.6.

آلام الصدر	آلام الرقبة	غثيان وتقيؤ	ضيق في التنفس
بشرة شاحبة	دوخة	ضربات غير منتظمة	تعرّق

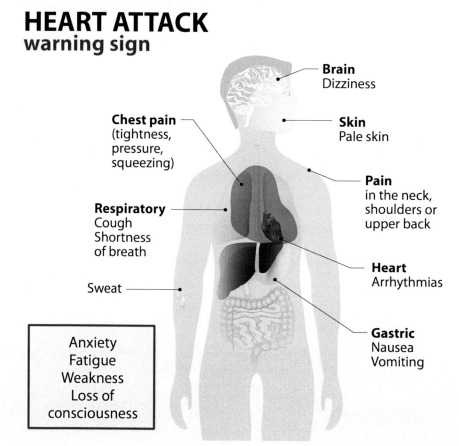

HEART ATTACK
warning sign

Brain
Dizziness

Skin
Pale skin

Chest pain
(tightness,
pressure,
squeezing)

Pain
in the neck,
shoulders or
upper back

Respiratory
Cough
Shortness
of breath

Heart
Arrhythmias

Sweat

Gastric
Nausea
Vomiting

Anxiety
Fatigue
Weakness
Loss of
consciousness

Figure 6.6 Heart attack symptoms

Drill 23

- **Mapping**

الرسم الخرائطي

- Complete the illustration of the selection by filling in three
  cardiovascular terms used in **the heart attack, blood pressure,
  and electrocardiography ECG or ECK texts**. Write them in both
  Arabic and English.

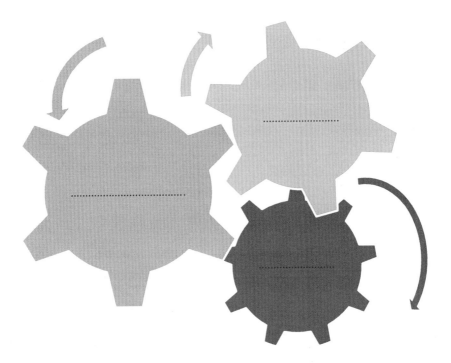

Drill 24

- **Expanding vocabulary**

مضاعفة المفردات

- Write the Arabic equivalents for the English terms in Figure 6.7.

Blood Flow in Human Circulatory System

blood flow to head and arms

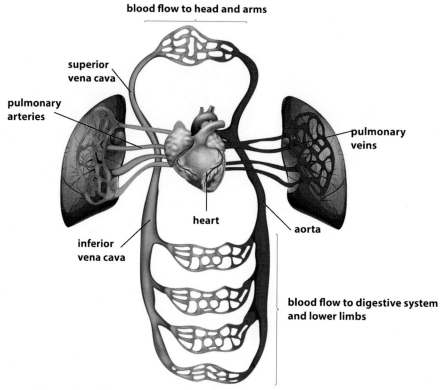

superior
vena cava

pulmonary
arteries

pulmonary
veins

heart

aorta

inferior
vena cava

blood flow to digestive system
and lower limbs

Figure 6.7 Blood flow in human circulatory system

English	Arabic

فريق الرعاية الصحية

Health care team

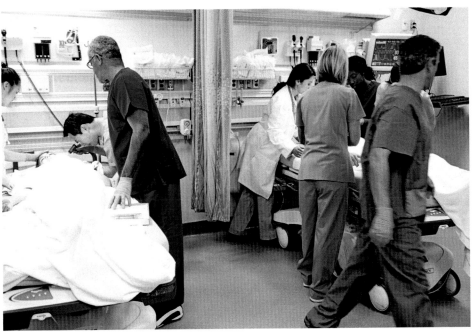

Figure 6.8 Medical team working on patient in the emergency room

الرعاية الصحية هي العناية بصحة الأفراد والجماعات عن طريق التشخيص والعلاج والوقاية من الأمراض والإصابات وسواها من الإعاقات الجسدية والعقلية من أجل صحة بدنية جيدة. يتم تقديم هذه الرعاية من قبل المهنيين الصحيين كالأطباء وأطباء الأسنان والممرضين والممرضات والمسعفين والعاملين في المختبرات وأماكن التصوير الشعاعي والعلاج الطبيعي والصحة المجتمعية والتأهيلية في المراكز الصحية والعيادات والمستشفيات.

تتفاوت البلدان في حصولها على الرعاية الصحية المتقدمة متأثرة بالأحوال الاجتماعية والاقتصادية والسياسية والثقافية لتلك البلدان. يتطلب نظام الرعاية الصحية الجيدة كوادر صحية متدربة ومتخصصة من مهنيين وشبه مهنيين ومساعدين حيث يعملون كفرق متعددة

التخصصات وكذلك توفير الأدوية والعلاجات وفق آلية منظمة وتكنولوجيا جيدة ولا بد في ذلك من تمويل مالي قوي لاستيعاب المتطلبات الصحية اللازمة.

Drill 25

- **Integrated skills**

مهارات متحدة

- This is a multiple-choice practice based on integrated skills.
- The questions are about vocabulary in context, essential concepts, specific details, and inferences.
- There is only one correct answer for each question.
- Read **the health care team text** carefully, and then check the bullet of the choice that is the best answer for each question.

1 ما هي الرعاية الصحية؟

- الرعاية الصحية هي العناية بصحة الأفراد
- الرعاية الصحية هي العناية بصحة المهنيين
- الرعاية الصحية هي السفر والتنزّه في المراكز الصحية

2 تتم الرعاية عن طريق التشخيص والعلاج والوقاية

- من الأمراض والإصابات
- من الزيارات الميدانية
- من شراء الكتب والمجلات

3 يتم تقديم الرعاية الصحية من قبل

- المهنيين الصحيين
- النجارين المدربين
- المرضى العاجزين

4 تتفاوت البلدان في حصولها على الرعاية الصحية المتقدمة متأثرة

- بالأحوال الجوية

- بالأحوال الشخصية
- بالأحوال الاجتماعية والاقتصادية والسياسية والثقافية

5 يتطلب نظام الرعاية الصحية

- كوادر عمالية
- كوادر طباخين ماهرين
- كوادر صحية متدربة ومتخصصة

Drill 26

- **Sentence completion (recognizing antonyms)**

تكملة الجمل

- Complete the following sentences by referring to the following key word box to find the appropriate word of opposite meaning.

الأعلى	اليسرى	اليمنى	الأسفل	السفلي	منخفض
مرتفعة	وراء	خلف	أمام	الخمول	تحت
فوق	أشعة	تحليل	وصفة	الصيدلية	المرضة

1 جناح الأطفال في الدور الأسفل وليس في الدور . . . .

2 ارفع يدك اليسرى قليلاً وأنزل يدك . . . .

3 عندما تنام لا تضع الوسادة فوق رأسك مما يؤدي إلى إعاقة التنفس بل ضعها . . . . رأسك.

4 صيدلية مركز المدينة . . . . مركز السلة الخضراء.

5 عيادة طبيب الأسنان في الطابق . . . .
. . . .
. . . . من البناية المجاورة.

6 أشعر هذا اليوم بـ . . . .
. . . . على العكس من يوم
أمس فقد كنت نشيطاً.

7 غرفة الـ . . . .
. . . .
. . . . خلف مكتب السكرتارية.

وحدة العناية المركزة

Critical care unit (CCU)/

intensive care unit (ICU)/intensive treatment unit (ITU)

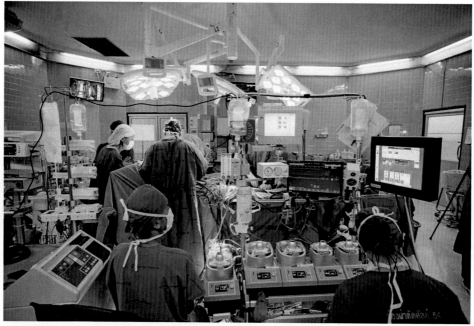

Figure 6.9 A doctor and staff treating an open heart cardiac bypass surgery patient in a full operation room

هي جناح خاص في المستشفى أو المركز الصحي يقدم أقصى أنواع الرعاية الصحية والإسعافات الممكنة للمرضى الذين يعانون من الأمراض والإصابات الشديدة التي تهدد حياتهم. هذه الحالات تتطلب مراقبة دقيقة ومستمرة من أجل المحافظة على عمل وظائف الجسم بشكل جيد وإسعاف المريض صحياً حيث يتم توفير الأطباء والاستشاريين وأطباء التخدير والمرضين والممرضات وفنيي الأجهزة الطبية وإختصاصي التغذية والعلاج الطبيعي المدربين تدريباً عالياً وكذلك توفير وأجهزة الإنعاش المختلفة لإسعاف الحالات الحرجة التي تصيب المرضى. في بعض المستشفيات والمراكز الصحية توجد أنواع عديدة من وحدات العناية المركزة من أجل توفير الخدمة الطبية العالية من مثل:

- وحدة العناية المركزة للأطفال حديثي الولادة
- وحدة العناية المركزة للأطفال
- وحدة العناية المركزة للقلب
- وحدة العناية المركزة للجراحة
- وحدة العناية المركزة للطب النفسي
- وحدة العناية المركزة العصبية (*)

- Intensive care unit (ICU)
- Intensive treatment unit (ITU)
- Intensive therapy unit (ITU)
- Neonatal intensive care unit (NICU)
- Pediatric intensive care unit (PICU)
- Cardiac intensive care unit (CICU)
- Surgical intensive care unit (SICU)
- Psychiatric intensive care unit (PICU)
- Neurological intensive care unit (NEUROICU)

(*) Cf. Complete Medical Encyclopedia, American Medical Association, Random House Reference, New York, 2003, P: 734.

- Cf. Davidson's Principles & Practice of Medicine, 20th edition, Churchill Livingstone, Edinburgh, 2006, P: 178.

Drill 27

- **Selection review**

العناية المركزة

- Read **the critical care unit text**, and then select the answer to the question that is most appropriate. Circle the correct letter next to it.

1 وحدة العناية المركزة جناح خاص في المستشفى أو المركز الصحي:
أ- يقدم وجبات الطعام الفاخرة
ب-يقدم أقصى أنواع الرعاية الصحية
ت-يقدم تذاكر سفر سياحية

2 هذه الحالات تتطلب مراقبة دقيقة ومستمرة من أجل:
أ- المحافظة على شخصية المريض
ب-المحافظة على بطاقات ائتمان المريض
ت-المحافظة على عمل وظائف الجسم بشكل جيد وإسعاف المريض صحياً

3 في وحدات العناية المركزة يتم توفير:
أ- الأطباء والاستشاريين وأطباء التخدير والممرضين وفنيي الأجهزة الطبية
ب-الكتب والقرطاسية والخرائط
ت-الملابس والسيارات

4 توجد في بعض المستشفيات والمراكز الصحية:
أ- وحدات عناية متخصصة بالأطفال وأمراض القلب والطب النفسي وغيرها
ب-وحدات عناية بالسفر البري
ت-وحدات عناية بركوب الدراجات

Drill 28

- **Indication**

تبيين

- Use the key word box to indicate the hospital department that would be most appropriate for the following patients.

قسم الأطفال	قسم الأمراض الباطنية	قسم الإذن والأنف والحنجرة
قسم النسائية والتوليد	قسم الغدد	قسم القلب والأوعية الدموية

1 مريض يشكو من سرعة النبض وآلام الصدر.
2 مريض يشكو من الإسهال.
3 مريض يشكو من سوء الهضم
4 مريض يشكو من التهاب الغدة الدرقية
5 مريض يشكو من آلام في أذنه الداخلية.
6 مريضة تشكو من آلام الحمل.

التمريض

Nursing

التمريض عمل إنساني ومهنة صحية يقوم بها الممرضون أو الممرضات المدربون تدريباً متقدماً من أجل خدمة المرضى صحياً في المستشفيات والمراكز الطبية والعيادات. يعتبر الممرض أو الممرضة من ضمن فريق العمل الطبي المؤلف من الأطباء والاختصاصيين والفنيين الذين يشرفون على علاج المرضى لذلك يطلقون تسمية (ملاك الرحمة) على الممرض والممرضة لدورهم الإنساني الكبير. على الممرض أو الممرضة إلى جانب اتقان مهارات الأداء الصحية الالتزام بأخلاقيات المهنة التي تلزمه تقديم أعلى مستوى من الخدمات الطبية التي تكفل صحة المريض وتوفير الرعاية الطبية الجيدة وتخفيف معاناة المرضى بغض

النظر عن اللون والجنس والعرق أو الميول السياسية والاجتماعية والثقافية للمريض ومراعاتها بدقة والعمل بشروطها وضوابطها الأساسية أثناء العمل مع الفرق الطبية. (*)

(*) Cf. Nursing, American Nurses Association, 2nd edition, Silver Spring, Maryland, 2010, PP: 1–7.

Drill 29

- **Nursing Duties**

مهام التمريض

- Review **the nursing selection**, and then answer the following English questions in Arabic.

1 What is nursing?
2 With whom does a nurse work?
3 Where does the nurse work?
4 Since nursing is a human profession, what do they call a nurse?
5 What is the nurse ethical commitment?

Drill 30

- **Vocabulary workshop**

ورشة المفردات

- Select five Arabic vocabulary words from each of the following selections.
- Write them in the cells provided.
- Rewrite them on flashcards in both Arabic and English, and exchange them with your classmates.
- Memorize them well since medical Arabic depends on the range and accuracy of your active vocabulary acquisition.

- Heart Attack

- Ibn Sina

- Blood Pressure

- Electrocardiography

- Cardiac Catheterization

- Health Care Team

- Nursing

Chapter 7
Respiratory system

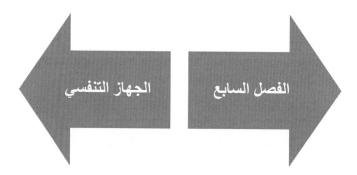

الجهاز التنفسي

الفصل السابع

نظرة عامّة

Overview

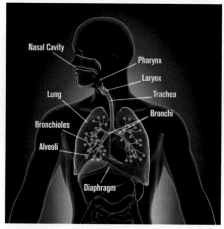

Figure 7.1 Respiratory system–lungs anatomy view

إنَّ وظيفة الجهاز التنفسي Respiratory system عند الإنسان هي تزويد خلايا الجسم بالأوكسجين اللازم لممارسة أنشطتها المتعددة والقيام بتخليصها من ثاني أوكسيد الكربون. يحدث التنفس عبر مرحلتين متتابعتين هما الشهيق Inhalation والزفير Exhalation وتتم عبر شبكة متخصصة بالوظائف التنفسية.

يحتوي الجهاز التنفسي على ما يلي :

- الرئتان Lungs: زوجان من الأنسجة الاسفنجية يحيط بكل رئة تجويف يسمى الغشاء البلوري Pleural cavity ويحتوي على سائل يسهل حركة الرئتين أثناء عملية التنفس. توجد الرئتان داخل تجويف يسمى القفص الصدري Thoracic cavity or the cage or ويفصل القفص الصدري عن تجويف البطن حاجز عضلي يسمى الحجاب الحاجز Diaphragm

- تجويف الأنف Nasal cavity
- الحنجرة Larynx
- البلعوم Pharynx
- القصبة الهوائية (Trachea (windpipe
- الشعبتان الهوائيتان Bronchi
- الشعب الهوائية Bronchioles
- الحويصلات الهوائية Alveoli

ينصح الأطباء بممارسة الأنشطة الرياضية والإبتعاد عن التدخين والمشروبات الضارة والتزود باللقاحات ضد الأمراض التنفسية المتنوعة وإجراء الفحوصات الطبية الدورية. (*)

(*)
- Cf. Complete Medical Encyclopedia, American Medical Association, Random House Reference, New York, 2003, PP: 1068–1069.
- Cf. Davidson's Principles & Practice of Medicine, 20th edition, Churchill Livingstone, Edinburgh, 2006, PP: 647–652.

Drill 01

- **Interactive practice**

ممارسة تفاعلية

- Complete the following structures by inserting the appropriate words or phrases from **the overview text**.

1 إنّ وظيفة الجهاز التنفسي Respiratory System عند الإنسان هي تزويد خلايا الجسم بالأوكسجين اللازم . . . . المتعددة والقيام بتخليصها من ثاني أوكسيد الكاربون.

2 الرئتان Lungs . . . . يحيط بكل رئة . . . . البلوري Pleural Cavity ويحتوي على سائل يسهل حركة الرئتين أثناء عملية التنفس.

3 ينصح الأطباء بممارسة . . . . والمشروبات الضارة والتزود باللقاحات ضد الأمراض التنفسية المتنوعة وإجراء . . . . الدورية.

4 يحدث التنفس عبر مرحلتين متتابعتين هما . . . . وتتم عبر شبكة متخصصة بالوظائف التنفسية.

الالتهاب الرئوي (ذات الرئة)

Pneumonia

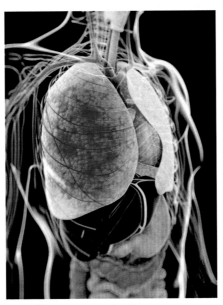

Figure 7.2 Illustration of pneumonia

الالتهاب الرئوي Pneumonia أو ما يسمى بـ (ذات الرئة) هوعبارة عن مرض يصيب الرئة نتيجة لتعرضها لعدوى بكتيرية Bacteria أو فيروسية Viruses أو فطرية Fungi. من الأعراض الملازمة للالتهاب الرئوي السعال مع البلغم والحمى وصعوبة في التنفس والصداع والقشعريرة والقيء والغثيان وآلام في الصدر.

من مسببات الالتهاب الرئوي الأمراض المزمنة مثل الربو وأمراض القلب والتقدم في العمر وضعف المناعة والتدخين إلى جانب أسباب أخرى.

يوصي الأطباء ببعض الإجراءات الطبية اللازمة لتشخيص الالتهاب الرئوي مثل التصوير بالأشعة السينية X–Rays وفحوصات الدم Blood test وقياس مستوى الغازات في الدم Arterial blood gases وزراعة البلغم Sputum/phlegm culture وتنظير القصبات الهوائية

Bronchoscopy وأخذ اللقاحات Vaccines الضرورية واتباع نظام غذائي متوازن وصحي وممارسة الأنشطة الرياضية والنظافة التامة والوقاية من نزلات البرد.

قد يتطلب علاج الالتهاب الرئوي وصف المضادات الحيوية أما إذا كان الالتهاب الرئوي شديداً فينصح الأطباء دخول الشخص المصاب إلى المستشفى.(*)

(*) Cf. Davidson's Principles & Practice of Medicine, 20th edition, Churchill Livingstone, Edinburgh, 2006, PP: 689–695.

- Cf. Harrison's Principles of Internal Medicine, 16th edition, McGraw-Hill, Medical Publishing Division, New York, 2005, PP: 1528–1541.
- Cf. Complete Medical Encyclopedia, American Medical Association, Random House Reference, New York, 2003, PP: 995–997.

المفردات التراكمية لنص الالتهاب الرئوي

Cumulative vocabulary of pneumonia text

Pneumonia	الالتهاب الرئوي (ذات الرئة)	1
Cough	سعال	2
Phlegm	بلغم	3
Dyspnea	ضيق التنفس	4
Headache	الصداع	5
Chill	القشعريرة	6
Vomit	القيء	7
Nausea	الغثيان	8
Chronic diseases	أمراض المزمنة	9

Immunity	مناعة	10
Processing	إجراءات	11
Diagnosis	تشخيص	12
Tests	فحوصات	13
Level of measurement	قياس المستوى	14
Culture	زراعة	15
Endoscopy	تنظير	16
Bronchi	القصبات	17
Vaccine	اللقاح	18
Seasonal	موسمي	19
Diet	نظام غذائي	20
Pursuit	ممارسة	21
Prevention	الوقاية	22
Antibiotics	مضادات حيوية	23
Hospital	المستشفى	24
Shortness of breath	صعوبة في التنفس	25

Drill 02

- **Word combinations**

تراكيب الكلمة

Make as many word combinations as you can in English and Arabic using words from the cumulative vocabulary of **the pneumonia text**, and then write them in the provided cells.

	English combinations	Arabic combinations
▶		
▶		
▶		
▶		
▶		
▶		
▶		
▶		
▶		
▶		

Drill 03

- **Comprehension**

الاستيعاب

- Read **the pneumonia text** carefully, and then with a classmate, determine whether each of the following seven statements is true or false. Confirm your answers with another classmate.

True صحيح	False خطأ		
		الالتهاب الرئوي أو ما يسمى Pneumonia بـ (ذات الرئة) هوعبارة عن مرض يصيب المعدة.	1
		من أعرض الالتهاب الرئوي السعال مع البلغم والحمى وصعوبة في التنفس.	2
		من مسببات الالتهاب الرئوي الركض والقفز العالي.	3
		يوصي الأطباء للمصاب بالالتهاب الرئوي التصوير الشعاعي وفحوصات الدم.	4
		لا يوصي الأطباء المرضى المصابين بالتهاب الرئة بزراعة البلغم	5
		لا يوصي الأطباء بتنظير القصبات الهوائية.	6
		قد يتطلب علاج الالتهاب الرئوي وصف المضادات الحيوية.	7

Drill 04

- **Reading strategy – interacting with the text**

استراتيجية القراءة - التفاعل مع النصّ

  - Read the following excerpts from **the pneumonia text**, and then organize them chronologically.

1 قد يتطلب علاج الالتهاب الرئوي وصف المضادات الحيوية أما إذا كان الالتهاب الرئوي شديداً فينصح الأطباء دخول الشخص المصاب إلى المستشفى.

2 مرض الالتهاب الرئوي يصيب الرئة نتيجة لتعرضها لعدوى بكتيرية Bacteria أو فيروسية Viruses أو فطرية Fungi.

3 من مسببات الالتهاب الرئوي الأمراض المزمنة مثل الربو وأمراض القلب والتقدم في العمر وضعف المناعة والتدخين إلى جانب أسباب أخرى.

4 من الأعراض الملازمة للالتهاب الرئوي السعال مع البلغم والحمى وصعوبة في التنفس والصداع والقشعريرة والقيء والغثيان وآلام في الصدر.

Drill 05

- **Mix and match**

امزج وماثل

  - Match each word in column A with an appropriate word from column B to make meaningful phrases, and then write them in column C. Write their English equivalents in column D.

Column D	*Column C*		*Column B*	*Column A*
		1	الهوائية	الجهاز
		2	الشهيق	القصبة
		3	الدم	الأوتار

Column D	Column C		Column B	Column A
		4	البلغم	الالتهاب
		5	الرئوي	فحوصات
		6	الصوتية	زراعة
		7	التنفسي	عملية

Drill 06

- **Multiple choice**

خيارات متعددة

- Fill in the blanks with the appropriate word from those given in cells A, B, and C. Demonstrate all aspects of agreement.

A	B	C		
التنفسي	الرياضي	التلفزيوني	الجهاز . . . . من الأجهزة المهمة عند الإنسان.	1
الحبال	شبكة	الأعلام	تتم عملية التنفس عبر . . . . . متخصصة بالوظائف التنفسية.	2
الغناء	الشهيق	الصراخ	يحدث التفس عبر مرحلتين هما . . . . والزفير.	3
الرئتين	الكليتين	العينين	ذات الرئة هي التهاب يصيب	4
الغثيان	الأكل	الركض	من أعراض التهاب ذات الرئة . . . . والآم في الصدر.	5

	A	B	C	
الصفراء	الخضراء	السينية	التصوير بالأشعة . . . . وفحوصات الدم مما يوصي به الأطباء المرضى المصابين بالالتهاب الرئوي.	6
علاج	أنين	نوم	قد يتطلب . . . . الالتهاب الرئوي دخول المستشفى.	7

Drill 07

- **Meeting the patient**

مقابلة المريض

- Request the Arabic answers to the following English questions.

1 Did you have chest pain?
2 Do you smoke?
3 Have you ever received a blood transfusion?
4 Have you had seizures?
5 Are you allergic to any medicines?
6 When does the pain occur?
7 Do you suffer from depression?
8 Did you frequently suffer from vertigo?
9 Do you sometimes feel that the room is spinning around?
10 Do you always tan in tanning salons?
11 Did you have a diagnostic study of the lungs?
12 When did you have your last blood test?
13 Have you traveled or been exposed to sick people?
14 Have you been exposed to toxic substances?
15 Have you had all vaccines required?

ابن الجزار

Ibn Aljazar

898م–980م

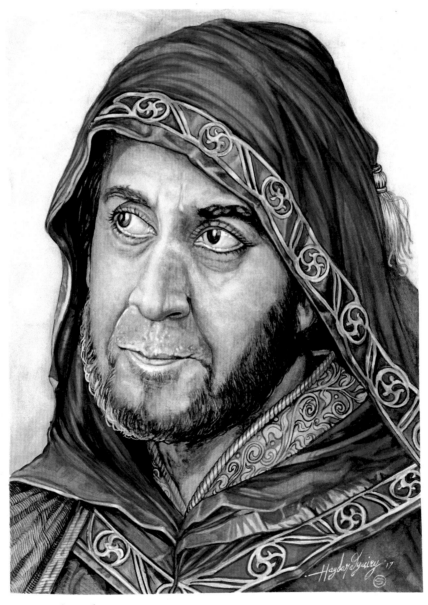

Figure 7.3 Ibn Aljazar

هو أحمد بن إبراهيم القيرواني المعروف بابن الجزّار طبيب عربي ولد في مدينة القيروان عام 898م في تونس واشتهر بمعرفته الطبية الواسعة في ميدان الأمراض وعلاجاتها والأدوية وتراكيبها.

كان لابن الجزار شاب يساعده أثناء معالجته للمرضى يقوم بدور المرض والصيدلي حيث يقوم بصرف الأدوية والعلاجات التي يدونها ابن الجزار لمريضه مما يعكس قدرة وترتيب هذا الطبيب العربي ومعرفته بأسرار مهنته. توفي ابن الجزار في مدينة القيروان عام 980م. من أشهر مؤلفات ابن الجزّار في ميدان الطب والأدوية:

1 في الطب ـ ترجم إلى اللغات اللاتينية واليونانية والإيطالية
2 الاعتماد في الأدوية المفردة
3 البغية في الأدوية المركبة
4 طب الفقراء والمساكين
5 المعدة وأمراضها ومداواتها
6 أسباب الوباء بمصر والحيلة في دفعه
7 زاد المسافر في علاج الأمراض
8 العدة لطول المدّة (كتاب كبير في الطب)
9 سياسة الصبيان وتدبيرهم (كتاب في طب الأطفال) (*)

(*) بتصرف من المراجع:

• الأعلام ـ خير الدين الزركلي ـ دار العلم للملايين بيروت ـ لبنان الطبعة الخامسة عشرة 2002م 1/85-86

• معجم العلماء العرب ـ باقر أمين الورد المحامي الجزء الأول راجعه الأستاذ كوركيس عواد عالم الكتب مكتبة النهضة بيروت ـ لبنان الطبعة الأولى 1986م 1/45-46

• موسوعة علماء العرب والمسلمين ـ دكتور محمد فارس المؤسسة العربية للدراسات والنشر بيروت ـ لبنان دار الفارس للنشر والتوزيع الطبعة الأولى 1993م ص 25-26

Drill 08

- **Building reading skills**

تعزيز مهارة القراءة

- Read **the Ibn Aljazar text** carefully and then answer in Arabic the following questions.

1 مَنْ هو ابن الجزار؟
2 أين ومتى ولد ومات ابن الجزار؟
3 ما الذي اشتهر به ابن الجزار؟
4 منْ كان يساعد ابن الجزار في حالات الكشف على المرضى وما هو دوره؟
5 ما هي أشهر مؤلفات ابن الجزار في الطب والأدوية؟ اذكر خمسة منها.

Drill 09

- **Improving vocabulary skills**

تحسين مهارة المفردات

- Fill in the blanks with an appropriate word from the following word bank.

WORD BANK					
الأوكسجين	التنفس	الحنجرة	البلعوم	الزفير	الالتهاب
الشهيق	مزمن	تشخيص	الأشعة	اللقاحات	الوقاية

1 يعتبر .... عاملاً رئيسياً في عملية .... عند الإنسان.

2 .... و .... من ضمن شبكة .... الجهاز التنفسي عند الإنسان.

3 يحدث التنفس عبر مرحلتين متتابعتين هما . . . .

. . . . و . . . .

. . . .

4 للمحافظة على الجهاز التنفسي من الالتهابات لابد من أخذ . . . . .

. . . .

الضرورية.

5 لـ . . . .

. . . .

دور هام جداً في تشخيص الأمراض.

6 يقول الأطباء إن . . . .

. . . .

. . . . خير من العلاج.

Drill 10

- **Elicitation**

الاستنباط

- Write out the necessary English questions to your patient to elicit the following Arabic responses.

1 أختي إليزابث تشكو من تورُّم الرقبة.

2 صديقي المحامي ليري راقد في الفراش منذ أسبوع.

3 عمتي جانيت تشكو من مغص في الجهة اليمنى من بطنها.

4 والدي ماثيو مصاب بخلل في عمل الغدة الدرقية.

5 زميلتي دونا مصابة بمرض الربو المزمن.

6 أخذت كل التلقيحات في طفولتي.

7 أجريت اختبار الموجات فوق الصوتية Ultrasound للغدة منذ شهرين.

توقف النفس المؤقت أثناء النوم

Sleep apnea

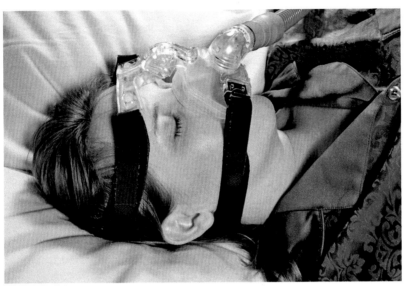

Figure 7.4 A woman with a CPAP mask

يحدث أن يتوقف تنفس الإنسان أثناء النوم بصورة مؤقتة لفترة من الزمن لأسباب عديدة ويشخص الأطباء ذلك بواسطة تخطيط النوم Polysomnography الذي يمكن إجراؤه في المراكز الطبية المتخصصة في الجهاز التنفسي ويسمى أيضاً Sleep study (PSG)

يتحدث الأطباء عموماً عن النوعين التاليين لتوقف النفس المؤقت أثناء النوم هما:

1 توقف النفس المؤقت أثناء النوم المركزي Central sleep apnea (CSA)
2 توقف النفس المؤقت أثناء النوم الانسدادي Obstructive sleep apnea (OSA)

يعزو الأطباء الخلل في النوع الأول إلى خلل في إرسال الدماغ الإشارات إلى العضلات المسؤولة عن التنفس وفي النوع الثاني يعزونه لوجود إعاقة أو إنسداد جزئي أو كلي في المجرى الهوائي. تصاحب توقف النفس المؤقت أثناء النوم لدى الأشخاص قلة النشاط اليومي والإرهاق.

يرى الأطباء أن من بين العوامل التي تسبب توقف النفس المؤقت أثناء النوم المشاكل الصحية التي يعاني منها المرضى كتضخم اللوزتين أو اللسان أو صغر عظم الفك أو التاريخ الطبي العائلي وغيرها.

يعالج الأطباء مرضى توقف النفس المؤقت أثناء النوم بعلاجات مختلفة من بعضها استخدام جهاز الضغط الهوائي الإيجابي المستمر CPAP (continuous positive airways pressure). هناك أجهزة أخرى مختلفة التصاميم والتقنيات للبالغين والأطفال الذي يعانون من مشاكل في عملية التنفس.

في كل الحالات لابد من متابعة الفحوصات الدورية واستشارة الأطباء المختصين.(*)

(*) Cf. Complete Medical Encyclopedia, American Medical Association, Random House Reference, New York, 2003, PP:1130–1132.

- Cf. Harrison's Principles of Internal Medicine, 16th edition, T. R. Harrison and others, McGraw-Hill, Medical Publishing Division, New York, 2005, PP: 1573–1576.
- Cf. Davidson's Principles & Practice of Medicine, 20th edition, Churchill Livingstone, Edinburgh, 2006, PP: 666–667.
- PSG or a sleep study is a test used to diagnose sleep disorders.

Drill 11

- **Working with a picture**

العمل مع الصورة

Read **the sleep apnea text** precisely, paying special attention to Figure 7.4, and then answer the questions that follow.

1 كيف يشخص الأطباء Pulmonologists حالة توقف النفس المؤقت أثناء النوم؟
2 ما هي أسباب توقف النفس المؤقت الإنسدادي (OSA)؟
3 ما هي المشاكل الصحية التي يعاني منها المرضى وتسبب توقف النفس المؤقت أثناء النوم؟
4 بماذا يوصي الأطباء مرضى توقف النفس المؤقت أثناء النوم؟
5 ماذا يوفر جهاز الـ CPAP للمريض؟

Drill 12

- **Translation**

الترجمة من الإنجليزية إلى العربية

- Translate the following English sentences into Arabic.

1 Does your father prefer hot or cold weather ?
2 Do your hands shake?
3 Have you ever felt your heart beating irregularly?
4 Are you satisfied with your pain control?
5 Do you use herbal medication or vitamins?
6 What other symptoms or illnesses do you have?

التصوير الشعاعي

Radiography

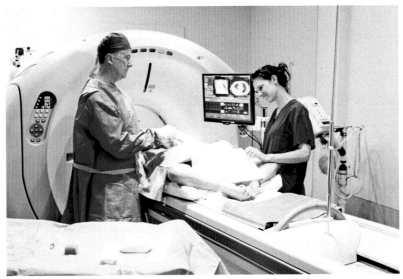

Figure 7.5 MRI (magnetic resonance imaging) machine in a hospital

الأشعة في الميدان الطبي إمّا أن تكون أشعة علاجية Therapeutic
radiology وهي التي تستخدم لمعالجة قضايا مرضية متنوعة وإما
أشعة تشخيصية Diagnostic radiology وهي التي تستخدم في تشخيص
الأمراض المختلفة.

نظراً لما للأشعة من أضرار على الجسم البشري فإن أجهزتها توضع في غرف خاصة معزولة بمواد عازلة خاصة.

من أنواع الأشعة التشخيصية:

1 التصوير العادي X-ray
2 التصوير المقطعي Computerized tomography (CT)
3 تصوير الثدي Mammography
4 التصوير بالرنين المغناطيسي Magnetic resonance imaging (MRI)
5 التصوير بالموجات فوق الصوتية Ultrasound scanning

هناك تقنيات تصويرية أخرى تستخدم من قبل الأطباء والمستشفيات والمراكز الصحية لأغراض طبية متنوعة. (*)

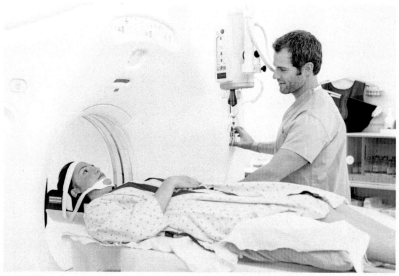

Figure 7.6 Nurse looking at patient undergoing a CT (computerized tomography) scan

(*) Cf. Complete Medical Encyclopedia, American Medical Association, Random House Reference, New York, 2003: PP: 823, 824, 862, 1251, 1252, 1304, 1305.

- Cf. Radiology, Ashley S. Shaw, Edmund M. Godfrey, Abhinav Singh, Tarik F. Massoud, Wiley-Blackwell, Sussex, 2009, PP: 1–12.

Drill 13

- **Summarization**

التلخيص من العربية إلى الإنجليزية

- Write a brief English summary to **the radiography text**, paying special attention to Figure 7.7.

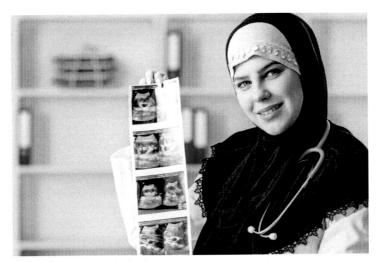

Figure 7.7 A doctor in a clinic

Drill 14

- **Odd word out**

الكلمة غير المتجانسة

- Circle the word that does not belong to each set.

طاولة	أنف	بلعوم	حنجرة	تنفس	1
لسان	زفير	سعال	كتاب	رئتان	2
دم	قلب	شجرة	زفير	شهيق	3
غدة	لقاح	أقلام	تنظير	صداع	4
رأس	ورقة	رجل	عين	يد	5

Drill 15

- **Essay**

مقالة

Write a text of approximately 80 words in true Arabic style about self-care by providing some tips.

Drill 16

- **Building vocabulary**

بناء المفردات

- Mix and match terms or words from the key word box to create meaningful structures; then write them in the provided cells.

KEY WORD BOX			
القصبة	الالتهاب	الأوتار	القفص
الهوائية	التصوير	الرئوي	زراعة
المقطعي	الصوتية	البلغم	الصدري

English	*Arabic*		
			1
			2
			3
			4
			5

Drill 17

- **Speaking skills**

مهارة التكلم

- Improve your ability by means of reading each of the following structures, A, B, C, D, and E, three times before proceeding to the next one; then read all of A, B, C, D, and E together until you feel competent.

الالتهاب الرئوي Pneumonia (ذات الرئة) أو ما يسمى بـ هوعبارة عن مرض يصيب الرئة نتيجة لتعرضها لعدوى بكتيرية أو Bacteria فيروسية viruses أو فطرية Fungi.	A
من الأعراض الملازمة للالتهاب الرئوي السعال مع البلغم والحمى وصعوبة في التنفس والصداع والقشعريرة والقيء والغثيان وآلام في الصدر.	B
من مسببات الالتهاب الرئوي الأمراض المزمنة مثل الربو وأمراض القلب والتقدم في العمر.	C
يوصي الأطباء ببعض الإجراءات الطبية اللازمة لتشخيص الالتهاب الرئوي.	D
قد يتطلب علاج الالتهاب الرئوي وصف المضادات الحيوية.	E

Drill 18

- **Recognizing specifics**

إيضاح المحددات

- In the cells of the following box, you will find several Arabic terms; place each term next to its corresponding in Figure 7.8.

الأنف	الفم	الرئتان	القصبة الهوائية
الشعب الهوائية	البلعوم	الحنجرة	الغدة الدرقية

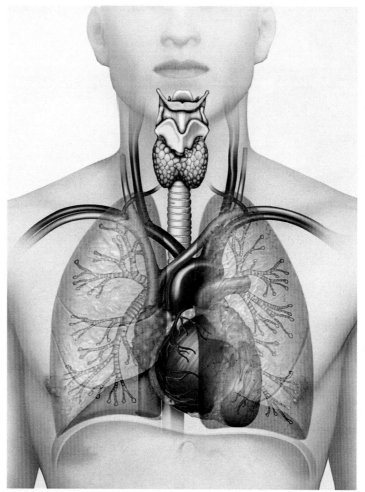

Figure 7.8 Schematic and descriptive illustration of the organs that compose the respiratory system

Drill 19

- **Mapping**

الرسم الخرائطي

- Complete the illustration of the selection by filling in three respiratory terms used in the previous texts in Arabic and their English equivalents.

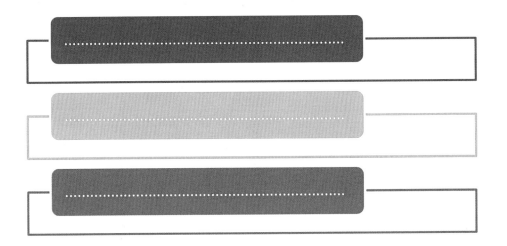

Drill 20

- **Expanding vocabulary**

مضاعفة المفردات

- Write a brief account of Figure 7.9 in Arabic and English.

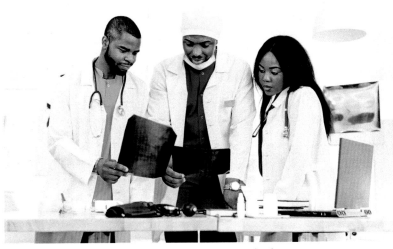

Figure 7.9 A team of doctors discussing radiology

التهاب الحنجرة

Laryngitis

التهاب الحنجرة Laryngitis - هو التهاب يصيب الحنجرة فيؤدي إلى أن يكون الصوت أجشاً نتيجة لتأثر الأوتارِ الصوتية Vocal chords بهذا الالتهاب. قد يكونِ التهاب الحنجرة حاداً Acute إذا استمر لبضعة أيام وقد يكون مزمناً Chronic إذا استمر لبضعة أسابيع. تختلف أعراض التهاب الحنجرة تبعاً لشدة الإصابة به لكن الأكثر شيوعاً هي بحّة وخشونة في الصوت مع السعال وصعوبة في البلع والتنفس وغيرها مما قد يستوجب مراجعة الطبيب المختص في مثل هذه الحالة لأخذ العلاجات اللازمة ومتابعة الفحوصات الدورية.(*)

(*) Cf. Harrison's Principles of Internal Medicine, 16th edition, T. R. Harrison and others, McGraw-Hill, Medical Publishing Division, New York, 2005, PP: 192–193.

- Cf. Complete Medical Encyclopedia, American Medical Association, Random House Reference, New York, 2003, PP: 771–772.

Drill 21

- **Integrated skills**

مهارات متحدة

- This is a multiple-choice practice based on integrated skills.
- The questions are about vocabulary in context, essential concepts, specific details, and inferences.
- There is only one correct answer for each question.
- Read **the laryngitis text** carefully, and then check the bullet of the choice that is the best answer for each question.

1 التهاب الحنجرة هو التهاب:

- يصيب القلب
- يصيب الفم
- يصيب الحنجرة

2 يؤدي التهاب الحنجرة إلى:

• فقدان الذاكرة
• أن يكون الصوت أجشّاً
• فقدان البنكرياس

3 أعراض التهاب الحنجرة

• بحَّة وخشونة في الصوت
• زيادة الوزن
• ضعف السمع

4 عند الإصابة بمرض التهاب الحنجرة يجب مراجعة:

• طبيب الأمراض العصبية . طبيب الأمراض الرئوية . طبيب العظام

الانصباب الجنبي (تجمع السوائل في الغشاء البلوري)

Pleural effusion

يحيط بكل رئة تجويف يسمى التجويف البلوري Pleural cavity ويحتوي على سائل يسهل حركة الرئتين أثناء عملية التنفس.

لأسباب مرضية مختلفة يحدث أن تتجمع سوائل بكميات معينة داخل هذا التجويف البلوري مما يؤدي إلى عدة أعراض منها ضيق في عملية التنفس والسعال المتكرر وغيرها.

يتم تشخيص هذا المرض بوسائل متعددة منها تصوير الصدر بالأشعة أو أخذ عينة نسيجية Biopsy من الغشاء لفحصها مجهرياً أو زراعتها إضافة إلى السيرة المرضية للمصاب والفحص السريري. في حالة تشخيص هذا التجمع للسوائل فإن المريض يمر بمراحل علاجية مختلفة تعتمد على كمية السائل والأعراض المصاحبة له منها ما هو دوائي ومنها تداخل جراحي مثل بزل الصدر Thoracocentesis لإعادته إلى وضعه الطبيعي.(*)

(*) Cf. Davidson's Principles & Practice of Medicine, 20th edition, Churchill Livingstone, Edinburgh, 2006, PP: 664–666.

- Cf. Harrison's Principles of Internal Medicine, 16th edition, T. R. Harrison and others, McGraw-Hill, Medical Publishing Division, New York, 2005, PP: 1565–1566.
- Cf. Complete Medical Encyclopedia, American Medical Association, Random House Reference, New York, 2003, PP: 992–993.

Drill 22

- **Selection review (1)**

نص للمراجعة

- Fill in the blanks with the appropriate word or words from **the pleural effusion text.**

1 يحيط بكل رئة تجويف . . . . البلوري Pleural cavity ويحتوي على سائل يسهل حركة الرئتين أثناء عملية التنفس.

2 لأسباب مرضية مختلفة يحدث أن . . . . داخل هذا التجويف البلوري مما يؤدي إلى عدة أعراض منها . . . . والسعال المتكرر وغيرها.

3 يتم تشخيص هذا المرض بوسائل متعددة منها . . . . أو أخذ عينة نسيجية Biopsy من الغشاء لفحصها مجهرياً أو . . . . إضافة إلى السيرة المرضية للمصاب والفحص السريري.

4 في حالة تشخيص هذا التجمع للسوائل فإن . . . . تعتمد على كمية السائل والأعراض المصاحبة له.

5 منها ما هو . . . . ومنها . . . . مثل بزل الصدر Thoracocentesis لإعادته إلى وضعه الطبيعي.

المختبر الطبي

Medical laboratory

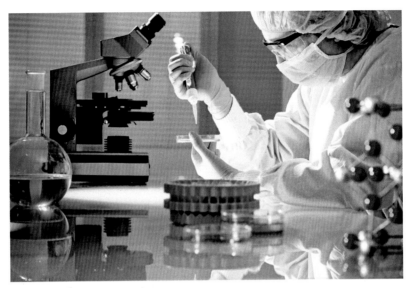

Figure 7.10 Laboratory

المختبرات الطبية هي مراكز متخصصة بإجراء التحاليل على عينات المرضى المتنوعة كمرحلة مهمة في عملية التشخيص الذي يعتمد عليه الأطباء في المراكز الصحية والمستشفيات لوصف العلاجات الطبية المختلفة. (*) تختلف إجازات ممارسة هذه المهنة حسب النظم التعليمية للبلدان لكنها في العموم تتطلب شهادة دراسية في العلوم الطبية الحيوية ضمن برامج خاصة يتلقى فيها المشاركون الخبرات النظرية والتطبيقية واستخدام التقنيات الحيوية والأبحاث والأجهزة المختبرية المتقدمة وطرائق استخدامها في تحليل عينات الجسم تحت إشراف متخصصين في هذا الميدان.

هناك تسميات مختلفة للمتخصصين في العمل في المختبرات الطبية حسب نظام البلد الطبي:

- أخصائي مختبر طبي Medical laboratory scientist (MLS)
- فنّي مختبر طبي Medical laboratory technologist (MLT)
- أخصائي مختبر سريري Clinical laboratory scientist (CLS)

(*) Cf. Davidson's Principles & Practice of Medicine, 20th edition, Churchill Livingstone, Edinburgh, 2006, PP: 421–422.
- Cf. Harrison's Principles of Internal Medicine, 16th edition, T. R. Harrison and others, McGraw-Hill, Medical Publishing Division, New York, 2005, PP: 2–3.
- Cf. The Language of Medicine, 9th edition, Davi-Ellen Chabner, Saunders, Philadelphia, 2010, PP: 193, 233, 234 324 522, 523, 524, 525, 562, 616, 773, 774.

Drill 23

- **Selection review (2)**

نص للمراجعة

- Fill in the blanks with the appropriate word or words from **the laboratory text.**

1 المختبرات الطبية هي مراكز . . . . على عينات المرضى المتنوعة كمرحلة مهمة في عملية التشخيص الذي يعتمد عليه . . . . الصحية . . . . لوصف العلاجات الطبية المختلفة.

2 تختلف إجازات ممارسة هذه المهنة . . . . لكنها في العموم تتطلب شهادة دراسية في العلوم الطبية الحيوية ضمن برامج خاصة يتلقى فيها المشاركون الخبرات النظرية والتطبيقية . . . . والأبحاث والأجهزة المختبرية المتقدمة وطرائق استخدامها في . . . . الجسم تحت إشراف متخصصين في هذا الميدان.

3 هناك تسميات مختلفة للمتخصصين في العمل في المختبرات الطبية حسب نظام البلد الطبي:

- أخصائي . . . .
طبي Medical laboratory scientist (MLS)

- فنّي مختبر..................................
Medical laboratory technologist (MLT)
- أخصائي
مختبر..................................
Clinical laboratory scientist (CLS)

زراعة الأسنان

Dental implant

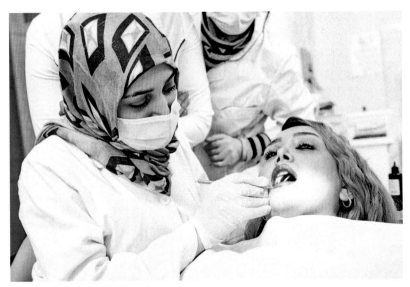

Figure 7.11 At a dentist's clinic

تعتبر زراعة الأسنان من التطورات الحديثة في ميدان طب الأسنان حيث أن بعض الناس يعانون كثيراً من فقدان أسنانهم لأسباب متعددة لذا تعتبر هذه التقنية من الأساليب الجيدة لتعويض الأسنان المفقودة حيث أثبتت نجاحها بنسب مئوية مختلفة حسب الحالات الصحية للإنسان.

تتم عملية زراعة السن عن طريق غرس جذر معدني مصنوع من مادة التيتانيوم Titanium

في عظم الفك مكان السن المفقود لفترة زمنية معينة لكي يتم التأكد من التحامه مع عظم الفك ثم بعد ذلك تركّب عليه السن الصناعية. يخبرنا أطباء الأسنان أنه قد تكون هناك صعوبات لبعض حالات زراعة الأسنان تتمثل في عدم قدرة بعض الناس على تحمل إجراء مثل هذه الزراعة نظراً لإصابتهم بأمراض متعددة قد تؤثر على التئام العظم أو معافاة اللثة.

يوصي الأطباء بعد الانتهاء من عملية الزراعة ببعض العقاقير الطبية في حال تطلبت الحاجة لذلك. (*)

(*) Cf. Carranza's Clinical Periodontology, 11th edition, Michael G. Newman, Henry H. Takei, Perry R. Klokkevold, and Fermin A. Carranza, Saunders, 2012, PP: 703–744.

Drill 24

- **Expanding vocabulary**

مضاعفة المفردات

- Write a brief account in English on **the dental implant text**.

Drill 25

- **Vocabulary workshop**

ورشة المفردات

- Select five Arabic vocabulary words from each of the following selections.
- Write them in the cells provided.
- Rewrite them on flashcards in both Arabic and English, and exchange them with your classmates.
- Memorize them well since medical Arabic depends on the range and accuracy of your active vocabulary acquisition.

- Pneumonia

- Ibn Aljazar

- Thyroid Gland

- Sleep Apnea

- Radiography

- Laryngitis

- Pleural Effusion

المراجع العامة
General references

Arabic - العربية

- الأعلام - خير الدين الزركلي دار العلم للملايين بيروت - لبنان الطبعة الخامسة عشرة 2002م
- أعلام المبدعين من علماء العرب المسلمين - علي عبدالفتاح مكتبة ابن كثير - دار ابن حزم الكويت - حولي الجزء الأول الطبعة الأولى 2010م
- عيون الأنباء في طبقات الأطباء - ابن أبي أصيبعة الطبعة الأولى مصر 1881م
- معجم العلماء العرب - مكتبة النهضة بيروت - لبنان الطبعة الأولى 1986م
- موجز دائرة المعارف الإسلامية - الطبعة الأولى مركز الشارقة للإبداع الفكري 1998م
- موسوعة علماء العرب والمسلمين - دكتور محمد فارس المؤسسة العربية للدراسات والنشر بيروت - لبنان دار الفارس للنشر والتوزيع الطبعة الأولى 1993م

English - الإنجليزية

- Arabic for American University Students, Abdulqadir Abdulkarim, Pearson, New York, 2015.
- Caring for patients of Islamic denomination: Critical care nurses' experience in Saudi Arabia, Halligan, P. (2006). *Journal of Clinical Nursing* 15, pp. 1565–1573.
- Carranza's Clinical Periodontology, 11th edition, Michael G. Newman, Henry H. Takei, Perry R. Klokkevold, and Fermin A. Carranza, Saunders, Elsevier, 2012.
- Introduction to Healthcare for Arabic-speaking Interpreters and Translators, Ineke H. M. Crezee, Nawar Gailani, and Anna N. Gailani, John Benjamins Publishing Company, Amsterdam, 2016, PP: 23–25.
- Complete Book of Alternative Nutrition, Selene Y. Craig and others, Rodale Press, New York, 1997, PP: 397–401.
- Complete Medical Encyclopedia, American Medical Association, Random House Reference, New York, 2003.
- Cultural competence in the care of Muslim patients and their families, Attum, B., Waheed, A., & Shamoon, Z. (2019). Retrieved October 20, 2019, from www.ncbi.nlm.nih.gov/books/NBK499933
- Cultural competencies in emergency medicine: Caring for Muslim-America patients from the Middle East. Ezenkwele, U. & Roodsani, G. (2013). *The Journal of Emergency Medicine*, 45(2), pp. 168–174. http://dx.doi.org/10.1016/j.jemermed.2012.11.077
- Culture and religious beliefs in relation to reproductive health, Arousell, J. & Carlbom, A. (2016). *Best Practice & Research Clinical Obstetrics and Gynecology*, 32, pp. 77–87.
- Davidson's Principles & Practice of Medicine, 20th edition, Churchill Livingstone, Edinburgh, 2006.
- Harrison's Principles of Internal Medicine, 16th edition, T. R. Harrison and others, McGraw-Hill, Medical Publishing Division, New York, 2005.
- Herbal Medicine, Edzard Ernst, Butterworth-Heinemann, Oxford, 2000.
- Nurses and Muslim patients, Del Pino, F. (2017), Two perspectives on Islamic culture in the hospital. *Procedia-Social and Behavioral Sciences*, 237, pp. 1131–1137.
- Nursing, American Nurses Association, 2nd edition, Silver Spring, Maryland, 2010.

- Opening cultural doors: Providing culturally sensitive healthcare to Arab American and American Muslim patients, Hammoud, M., White, C. B., & Fetters, M. D. (2005). *American Journal of Obstetrics and Gynecology*, 193, pp. 1307–11.
- Radiology, Ashley S. Shaw, Edmund M. Godfrey, Abhinav Singh, and Tarik F. Massoud, Wiley-Blackwell, Sussex, 2009.
- Textbook of Physical Diagnosis: History and Examination, 6th edition, Mark H. Swartz, Saunders, New York, 2009.
- The Clinical Encounter: A Guide to the Medical Interview, 2nd edition, J. Andrew Billings and John D. Stoeckle, Mosby, London, 1998.
- The Cooper Clinic Solution to the Diet Revolution, Georgia G. Kostas, Good Health, Dallas, Texas, 2001, PP: 2–20.
- The cultural gap delivering health care services to Arab American populations in the United States, Aboul-Enein, B. & Aboul-Enein, F. (2010). *Journal of Cultural Diversity*, 17(1), pp. 1–20.
- The doctor-patient relationship in different cultures, Macklin, R. (1999), *Against Relativism: Cultural Diversity and the Search of Ethical Universals in Medicine*, pp. 86–107.
- The Language of Medicine, 9th edition, Davi-Ellen Chabner, Saunders, Philadelphia, 2010.
- The Medical Interview, C. Knight Aldrich, The Parthenon Publishing Group, New York, 1999.
- The Medical Interview, John L. Coulehan and Marian R. Block, London, F. A. Davis Company, 2006.
- The Medical Interview, Steven A. Cole and Julian Bird, Mosby, London, 2000.

قاموس إنجليزي - عربي
English–Arabic glossary

A

Abdomen	بطن
Abdominal ultrasonography	تنظير البطن
Abortion	إجهاض
Acidity	حموضة
Acne	حب الشباب
Acquired immunity	المناعة المكتسبة
Acute	حاد
Advice	نصيحة
Albumen	زلال
Alimentary canal	قناة طويلة متعرجة
Allergy	حساسية
Alternative	بديل
Alveoli	الحويصلات الهوائية
Ambulatory ECG or EKG	تخطيط القلب الجوّال
Anemia	فقر الدم
Anesthesiologist	طبيب التخدير
Ankylosing spondylitis	التهاب الفقار
Anorexia	فقدان الشهية
Antibiotic	مضاد حيوي
Anus	الشرج
Appendectomy	استئصال الزائدة الدودية
Appendicitis	التهاب الزائدة الدودية
Appendix	الزائدة الدودية
Armpit	الإبط

Arteriosclerosis	تصلب الشرايين
Artery	شريان
Arthralgia	آلام المفاصل
Asthma	الربو
Audiography	تخطيط السمع
Autoimmune disease	مرض يصيب المناعة الذاتية

B

Back pain	ألم الظهر
Bacteri	بكتريا a
Bandage	ضمادة
Biopsy	خزعة
Birth	ولادة
Bite	عضة
Bleed	نزف
Blockage	انسداد
Blood circulation	الدورة الدموية
Blood donation	التبرع بالدم
Blood group	فصيلة الدم
Blood pressure	ضغط الدم
Blood product	التبرع بالدم
Blood test	فحص الدم

Blood vessels	الأوعية الدموية
Blow out	ينفخ
Botanists	العشّاب أو النباتي
Breast cancer	سرطان الثدي
Breastfeeding	الرضاعة الطبيعية
Breathing	التنفس
Bronchioles	الشعب الهوائية
Bronchitis	التهاب الشعب الهوائية
Bronchoscopy	تنظير القصبات الهوائية

C

Caesarean delivery	الولادة القيصرية
Calculus (stone)	حصى المثانة أو الكلية
Cancer	سرطان
Cane	عكاز
Capillaries	الشعيرات الدموية
Cardiac catheterization (heart cath)	القسطرة القلبية

Cardiac intensive care unit (CICU)	وحدة العناية المركزة للقلب
Cardinal symptom	عرض رئيسي
Cardiologist	طبيب القلب
Cardiomyopathy	اعتلال عضلة القلب
Cardiovascular system	جهاز القلب والأوعية الدموية
Care	رعاية
Case	حالة
Cast	ضمادة الجبس
Catheter	أنبوب رفيع وطويل يستعمل في قسطرة القلب
Cause	سبب
Cecum	القولون الصاعد
Central sleep apnea (CSA)	انقطاع النفس النومي
Checkup	فحص
Chest	صدر
Childbirth	ولادة
Chill	قشعريرة
Chronic	مزمن
Circulatory system	جهاز الدوران
Close-ended questions (directive)	الأسئلة المغلقة
Cold	زكام
Colic	مغص
Colon	القولون
Colonoscopy	تنظير القولون
Coma	غيبوبة
Complication	تعقيدات
Computerized tomography (CT)	التصوير المقطعي المحوسب
Concomitant symptoms	الأعراض المصاحبة ((الثانوية
Congestion	احتقان
Constipation	إمساك
Contagious	مُعدي
Contraction	تقلص
Coping skills	مهارات التأقلم
Coronary artery	الشريان التاجي
Coronary heart disease	مرض القلب التاجي

273 English–Arabic glossary

Coronary vasospasm	تشنج الأوعية التاجية
Cosmetic dentistry	تجميل الأسنان
Cough	سعال
CPAP (continuous positive airways pressure)	جهاز الضغط الهوائي الإيجابي المستمر
Critical care unit (CCU)	وحدة العناية المركزة
Crutches	عكاز

D

Decayed	متسوس
Delivery	ولادة
Dental Admission Test (DAT)	امتحان قبول طب الأسنان
Dental implantology	زراعة الأسنان
Dentistry	طب الأسنان
Denture	طقم أسنان
Deoxygenated blood	الدم غير المؤكسج
Dermatologist	طبيب الأمراض الجلدية
Diabetes mellitus	مرض السكري
Diagnosis	التشخيص
Diarrhea	الإسهال
Diastolic pressure	الضغط الانبساطي
Diet	حمية أو نظام غذائي
Dietitian	اختصاصي ألتغذية
Digestive system	الجهاز الهضمي
Diseases	أمراض
Dislocate	خلخل
Dizziness	دوخة
Drooping eyelids	تدلي الجفون
Drugstore	صيدلية
Duodenal ulcer	قرحة الإثني عشر

E

Ear infection	التهاب الأذن
Electrocardiography (ECG/EKG)	تخطيط القلب
Endocrine gland	الغدد الصماء
Endocrinologist	طبيب الغدد الصماء
Endoscopy	تنظير
Environment	بيئة
Esophagus	المريء

English–Arabic glossary 274

Esophagus ulcer قرحة المريء
Excessive alcohol intake الإفراط في تناول الكحول
Exchange تبادل
Exhalation زفير
Expiration زفير
Exposure كشف

F

Fast سريع
Fatigue إعياء
Feeling شعور
Fetus جنين
Fever حمى
First aid الإسعافات الأولية
Flow تدفق
Fractures كسور
Fungi فطريات

G

Gallbladder المرارة
Gargle الغرغرة
Gastric ulcer قرحة المعدة
Gastroenterologist طبيب أمراض الجهاز الهضمي
Gastrointestinal tract الجهاز الهضمي
Genetical وراثي
Geriatrician طبيب أمراض الشيخوخة
Going down متداعي
Gynecologist طبيب أمراض النساء
Gynecology طب النساء

H

Handicapped معاق
Happen يحدث
Hard time breathing صعوبة في التنفس
Headache صداع
Health care team فريق الرعاية الصحية
Heart attack (myocardial infarction, MI) النوبة القلبية أو احتشاء عضلة القلب
Heart transplant زراعة القلب
Heartburn حرقة المعدة
Hematologist طبيب أمراض الدم
Hepatitis التهاب الكبد
Herniated disc الانزلاق الغضروفي

English	Arabic
High blood cholesterol	ارتفاع الكولسترول في الدم
High blood pressure	ارتفاع ضغط الدم
Hitting	ضرب
Hospital	مستشفى
Hypertension	ارتفاع ضغط الدم
Hypotension	انخفاض ضغط الدم
Hysterectomy	استئصال الرحم
Hysterosalpin-gography	تصوير الرحم

I

English	Arabic
Ileum	الأمعاء الغليظة
Illness	أمراض
Immunity	مناعة
Immunization	تطعيم
Indigestion	عسر الهضم
Infections	عدوى
Infertility in women	العقم عند المرأة
Inflammation	التهاب
Information	معلومات
Ingestion	ابتلاع

English	Arabic
Injection	حقنة
Inspiration	شهيق
Instant	لحظة
Intestine	الأمعاء
Itch	حكّة

J

English	Arabic
Jejunum	الصائم
Joints	مفاصل
Journey	رحلة

K

English	Arabic
Kidney disease	مرض الكلية
Knee	ركبة

L

English	Arabic
Labor	مخاض
Lack of exercise	عدم ممارسة الرياضة
Laparoscopy	تنظير البطن
Large bowel	الأمعاء الغليظة
Large intestine	الأمعاء الغليظة
Laryngitis	التهاب الحنجرة
Larynx	الحنجرة

Left atrium الأذين الأيسر

Left ventricle البطين الأيسر

Leisure activities الأنشطة الترفيهية

Level measurement قياس المستوى

Limbs الأطراف

Liposuction شفط الدهون

Liver الكبد

Location منطقة

Loss of consciousness فقدان الوعي

Lungs الرئتان

M

Magnetic resonance imaging (MRI) التصوير بالرنين المغناطيسي

Malnutrition سوء التغذية

Mammography التصوير الشعاعي للثدي

Massage تدليك

Mastication مضغ

Maximum during one heart beat الحد الأقصى خلال ضربة واحدة للقلب

Medical Arabic العربية الطبية

Medical instruments الأدوات الطبية

Medical report التقرير الطبي

Medications أدوية

Medics المسعفون

Menses الحيض

Menstruation الحيض أو الدورة الشهرية

Mouth فم

Multiples متعدد

Muscles عضلات

Muscular system الجهاز العضلي

Muscular tension الشد أو التوتر العضلي

Musculoskeletal system الجهاز العضلي الهيكلي

Myasthenia gravis (MG) ضعف العضلات

N

Natural childbirth الولادة الطبيعية

Natural immunity المناعة الذاتية

Nausea غثيان

Navel سرّة البطن

Neck رقبة

Neonatal intensive care unit (NICU) — وحدة العناية المركزة لحديثي الولادة

Nephrologist — طبيب أمراض الكلى

Neurological intensive care unit (NEUROICU) — وحدة العناية المركزة العصبية

Neurologist — طبيب الأمراض العصبية

Nocturnal polysomnography — تخطيط النوم الليلي

Nose — أنف

Nursing — التمريض

O

Obesity — السمنة أو البدانة

Obstetrician — طبيب التوليد

Obstetrics — طب التوليد

Obstructive sleep apnea (OSA) — توقف النفس اثناء النوم

Oncologist — طبيب اختصاصي الأورام

Open-ended questions (nondirective) — الأسئلة ذات النهايات المفتوحة

Operation — عملية

Ophthalmologist — طبيب أمراض العيون

Oral and maxillofacial surgery — جراحة الوجه والفكين

Oral cavity — تجويف لفم

Orthodontics — علم تقويم الأسنان

Orthopedic problems — مشاكل العظام

Orthopedist — طبيب أمراض العظام

Osteoporosis — هشاشة العظام

Otolaryngologist — طبيب الأذن والأنف والحنجرة

Overview — نظرة عامة

Ovulation testing — اختبار المبايض

Oxygen saturation — تشبع الأوكسجين

P

Pain — ألم

Pancreas — البنكرياس

Paragraph — فقرة

Parasites — الطفيليات

Passing out — فقدان الوعي

English	Arabic
Pathognomonic symptoms	علم تشخيص أعراض الأمراض
Pathologist	طبيب علم الأمراض
Patient lifestyle	اسلوب حياة المريض
Pediatric intensive care unit (PICU)	وحدة العناية المركزة للأطفال
Pediatric ward	قسم أو جناح الأطفال
Pediatrician	طبيب الأطفال
Pedodontics	طبيب أسنان الأطفال
Peptic ulcer (PUD)	القرحة الهضمية
Peristalsis	انقباضات
Pharmacist	الصيدلي (للمذكر) والصيدلانية ((للمؤنث
Pharmacy	صيدلية
Pharynx	البلعوم
Phenomenon	ظاهرة
Phlegm	البلغم
Phlegm culture	زراعة البلغم في المختبر
Physiologist	اختصاصي علم وظائف الأعضاء
Physiotherapy	العلاج الطبيعي
Placenta	المشيمة
Plastic surgeon	جراح تجميلي
Pleural cavity	التجويف الجنبي
Pleural effusion	الانصباب الجنبي
Pleural membrane	الغشاء الجنبي
Pneumonia	الالتهاب الرئوي
Podiatrist	طبيب اختصاصي أمراض القدم
Polyps	الزوائد اللحمية الصغيرة
Poor diet	تغذية سيئة
Pouch	كيس
Practice	يمارس
Pregnancy	حمل
Pregnancy test	اختبار الحمل
Pregnant	حامل
Prescribe	يصف
Prescription	وصفة طبية

279 English–Arabic glossary

Procedure	إجراء
Processing	معالجة
Protection	حماية
Provide	يزود
Psychiatric intensive care unit (PICU)	وحدة العناية المركزة النفسية
Psychiatrist	طبيب الأمراض العقلية
Puffiness	انتفاخ
Pulmonary Circulation	الجهاز الرئوي
Pulmonologist	طبيب الأمراض التنفسية
Pursuit	السعي وراء

R

Radiography	التصوير بالأشعة
Radiologist	متخصص الأشعة
Rash	طفح جلدي
Reasons	أسباب
Rectum	المستقيم
Referral letter	رسالة إحالة
Reflex hammer	مطرقة المنعكسات
Renal failure	الفشل الكلوي
Require	يتطلب
Respiratory ducts	القنوات التنفسية
Respiratory system	الجهاز التنفسي
Rest	استراحة
Retention of urine	احتباس البول
Rheumatoid arthritis	التهاب المفاصل الروماتيزمي
Rheumatologist	متخصص بأمراض الروماتزم
Right atrium	الأذين الأيمن
Right ventricle	البطين الأيمن
Ruptured disk	تمزق القرص
Rx stands for the Latin word *recipe* meaning, "to take."	وصفة طبية

S

Sciatica	عرق النسا
Scoliosis	انحراف
Scooter	دراجة بخارية صغيرة
Screening	تحري
Seasonal	موسمي
Self-image	صورة الذات
Shock	صدمة

English	Arabic
Shortness of breath	ضيق في التنفس
Shoulder	كتف
Sick leave	إجازة مرضية
Sickle cell disease	مرض فقر الدم المنجلي
Side	جانب
Signs	علامة
Sinuses	الجيوب الأنفية
Sinusitis	التهاب الجيوب الأنفية
Skeletal system	جهاز الهيكل العظمي
Skeleton	هيكل عظمي
Sleep apnea	توقف التنفس أثناء النوم
Sleep pattern	نمط النوم
Slipped disc	قرص منزلق
Small bowel	الأمعاء الدقيقة
Small intestine	الأمعاء الدقيقة
Smoking	التدخين
Sneeze	العطاس
Snoring	الشخير
Speculum	ناظور (منظار طبي)
Spices	توابل
Spinal disc herniation	الانزلاق الغضروفي
Splint	جبيرة
Sputum	اللعاب
Sterilize	يعقم
Stethoscope	سماعة الطبيب
Stiches	غرزات
Stomach	معدة
Stomach ulcer	قرحة المعدة
Stool	براز
Stress	توتر أو ضغط عصبي
Stretcher	نقالة
Stroke	السكتة الدماغية
Style	نمط
Supposedly	من المفترض أن
Surgeon	جراح
Surgery	عملية جراحية
Surgical intensive care unit (SICU)	وحدة العناية المركزة الجراحية
Surgical intervention	التداخل الجراحي
Surprise	مفاجأة
Swallow	البلع
Sweat	يتعرق
Swell	يتورم
Symptoms	أعراض
Symptoms of pregnancy	عراض الحمل

Synovial fluid	السائل الزلالي
Systemic circulation	الدورة الدموية الجهازية
Systolic pressure	الضغط الانقباضي

T

Tablet	قرص
Take	يأخذ
Teeth	أسنان
Terminal ileum	منصة ادلقاق
Tests	اختبارات
Thoracocentesis	بزل الصدر
Threatens	يهدد
Thyroid gland	الغدة الدرقية
Tongue	اللسان
Tonsillitis	التهاب اللوزتين
Trachea	القصبة الهوائية
Transfusion of blood	نقل الدم
Treatment	علاج

U

Ultrasonography	الموجات فوق الصوتية
Umbilicus	سرّة البطن

Undergo	يخضع
Urologist	طبيب المسالك البولية
Uterine neck	الرقبة الرحمية
Uterus	الرحم

V

Vaccinations	التلقيحات
Vaccine	لقاح
Vertigo	دوار
Viruses	الفيروسات
Vocal chords	الأوتار الصوتية
Vomit	يتقيأ

W

Walker	مشّاية
Wall	حائط
Waves	أمواج
Wheelchair	كرس متحرك
Whir	أزيز
Womb	رحم
Wound	جرح

X

X-ray	أشعة سينية

قاموس عربي - إنجليزي
Arabic–English glossary

أ

Swallow	ابتلاع
Armpit	إبط
Sick leave	إجازة مرضية
Procedure	إجراء
Abortion	إجهاض
Congestion	احتقان
Pregnancy test	اختبار الحمل
Ovaries test	اختبار المبايض
Tests	اختبارات
Nutrition specialist	اختصاصي التغذية
Physiologist	اختصاصي علم وظائف الأعضاء
Medical instruments	أدوات طبية
Medications	أدوية
Left atrium	أذين أيسر
Right atrium	أذين أيمن
High cholesterol	ارتفاع الكولسترول في الدم
Hypertension	ارتفاع ضغط الدم
Reasons	أسباب
Rest	استراحة
Hysterectomy	استئصال الرحم
Appendectomy	استئصال الزائدة الدودية
First aid	إسعافات أولية
Patient lifestyle	اسلوب حياة المريض
Teeth	أسنان

Diarrhea	إسهال
Open-ended questions	أسئلة ذات النهايات المفتوحة
Close-ended questions	أسئلة مغلقة
X-ray	أشعة سينية
Limbs	أطراف
Myocardial infarction	اعتلال عضلة القلب
Symptoms	أعراض
Pregnancy symptoms	أعراض الحمل
Secondary symptoms	أعراض مصاحبة ((ثانوية
Fatigue	إعياء
Excessive alcohol intake	افراط في تناول الكحول
Arthralgia	آلام المفاصل
Inflammation	إلتهاب
Ear infection	التهاب الأذن
Sinusitis	التهاب الجيوب الأنفية
Laryngitis	التهاب الحنجرة
Appendicitis	التهاب الزائدة الدودية
Bronchitis	التهاب الشعب الهوائية
Ankylosing spondylitis	التهاب الفقار
Hepatitis	التهاب الكبد
Tonsillitis	التهاب اللوزتين
Rheumatoid arthritis	التهاب المفاصل الروماتيزمي
Pneumonia	التهاب رئوي
Pain	ألم
Back pain	ألم الظهر
Dental Admission Test (DAT)	امتحان قبول طب الأسنان
Diseases	أمراض
Constipation	إمساك
Intestines	أمعاء
Small intestine (small bowel)	أمعاء دقيقة
Large intestine (large bowel)	أمعاء غليظة
Waves	أمواج
Catheter	أنبوب رفيع وطويل يستعمل في قسطرة القلب
Swelling	انتفاخ
Scoliosis	انحراف
Hypotension	انخفاض ضغط الدم

English	Arabic
Spinal disc herniation	انزلاق غضروفي
Blockage	انسداد
Leisure activities	أنشطة ترفيهية
Pleural effusion	انصباب الجنبي
Nose	أنف
Contractions	انقباضات
Sleep apnea	انقطاع النفس النومي
Vocal cords	أوتار صوتية
Blood vessels	أوعية دموية

ب

English	Arabic
Alternative	بديل
Stool	براز
Prostate	بروستاتا
Thoracentesis	بزل الصدر
Abdomen	بطن
Left ventricle	بطين أيسر
Right ventricle	بطين أيمن
Bacteria	بكتريا
Swallowing	بلع
Pharynx	البلعوم
Phlegm	بلغم
Pancreas	بنكرياس
Environment	بيئة

ت

English	Arabic
Exchange	تبادل
Blood donation	تبرع بالدم
Cosmetic dentistry	تجميل الأسنان
Pleural cavity	تجويف جنبي
Mouth cavity	تجويف الفم
Scanning	تحري
Phlegm culture	تحليل البلغم في المختبر
Audiography	تخطيط السمع
ECG or ECK	تخطيط القلب
Ambulatory ECG or EKG	تخطيط القلب الجوّال
Nocturnal poly-somnography	تخطيط النوم الليلي
Surgical intervention	تداخل جراحي
Smoking	تدخين
Flow	تدفق
Eyelids droop	تدلي الجفون
Massage	تدليك
Oxygen saturation	تشبع الأوكسجين
Diagnosis	التشخيص
Arteriosclerosis	تصلب الشرايين
Hysterosalpin-gography	تصوير الرحم

Radiography	تصوير بالأشعة
Magnetic resonance imaging (MRI)	تصوير بالرنين المغناطيسي
Mammography	تصوير شعاعي للثدي
CT	تصوير مقطعي محوسب
Vaccination	تطعيم
Complexities	تعقيدات
Bad feed	تغذية سيئة
Medical report	تقرير طبي
Vaccination	تلقيحات
Nursing	تمريض
Endoscopy	تنظير
Colonoscopy	تنظير القولون
Breathing	تنفس
Spices	توابل
Stress	توتر أو ضغط عصبي
Sleep apnea	توقف التنفس أثناء النوم

ج

Side	جانب
Splint	جبيرة
Surgeon	جراح
Cosmetic surgeon	جراح تجميلي
Oral and maxillofacial surgery	جراحة الوجه والفكين
Wound	جرح
Fetus	جنين
CPAP	جهاز الضغط الهوائي الإيجابي المستمر
Cardiovascular system	جهاز القلب والأوعية الدموية
Skeletal system	جهاز الهيكل العظمي
Respiratory system	جهاز تنفسي
Pulmonary system	جهاز رئوي
Muscular system	جهاز عضلي
Musculoskeletal system	جهاز عضلي هيكلي
Gastrointestinal tract	جهاز هضمي
Sinuses	جيوب أنفية

ح

Acute	حاد
Case	حالة
Pregnant	حامل
Wall	حائط
Acne	حب الشباب

Heartburn	حرقة المعدة
Sensitivity	حساسية
Kidney stone	حصى الكلية
Injection	حقنة
Itch	حكّة
Protection	حماية
Pregnancy	حمل
Acidity	حموضة
Fever	حمى
Diet	حمية أو نظام غذائي
Throat	حنجرة
Menstruation	حيض

خ

Biopsy	خزعة
Dislocate	خلخل

د

Scooter	دراجة بخارية صغيرة
Oxygenated blood	دم غير مؤكسج
Dizziness	دوار
Dizziness	دوخة
Blood circulation	دورة دموية
Systemic circulation	دورة دموية جهازية (كبرى)

ر

Asthma	ربو
Journey	رحلة
Womb	رحم
Referral letter	رسالة إحالة
Breastfeeding	رضاعة طبيعية
Care	رعاية
Neck	رقبة
Uterine neck	رقبة لحمية
Knee	ركبة
Lungs	رئتان

ز

Appendix	زائدة دودية
Dental implantology	زراعة الأسنان
Heart transplantation	زراعة القلب
Exhalation	زفير
Cold	زكام
Albumen	زلال
Polyps	زوائد لحمية صغيرة

س

Albumic fluid	سائل زلالي
Reason	سبب
Naval	سرّة البطن
Cancer	سرطان

Breast cancer	سرطان الثدي
Fast	سريع
Cough	سعال
Pursuit	سعي وراء
Stroke	سكتة دماغية
Stethoscope	سماعة الطبيب
Obesity	سمنة أو بدانة
Malnutrition	سوء التغذية

ش

Snoring	شخير
Muscular tension	شد أو توتر عضلي
Anus	شرج
Artery	شريان
Coronary	شريان تاجي
Bronchitis	شعب هوائية
Feeling	شعور
Capillaries	شعيرات دموية
Liposuction	شفط الدهون
Inspiration	شهيق

ص

Headache	صداع
Chest	صدر
Shock	صدمة
Breathing difficulties	صعوبة في التنفس
Self-image	صورة الذات
Pharmacist	صيدلي (للمذكر) و صيدلانية (للمؤنث)
Pharmacy	صيدلية

ض

Hit	ضرب
Myasthenia gravis (MG)	ضعف العضلات
Blood pressure	ضغط الدم
Diastolic pressure	ضغط انبساطي
Systolic pressure	ضغط انقباضي
Cast	ضمادة الجبس
Bandage	ضمادة
Shortness of breath	ضيق في التنفس

ط

Dentist	طب الأسنان
Obstetrics	طب التوليد
Gynecology	طب النساء
Spleen	طحال
Oncologist	طبيب اختصاصي الأورام
Podiatrist	طبيب اختصاصي أمراض القدم

Pedodontics	طبيب أسنان الأطفال
Otolaryngologist (ENT)	طبيب الأذن والأنف والحنجرة
Pediatrician	طبيب الأطفال
Pulmonologist	طبيب الأمراض التنفسية (الصدرية أو الرئوية)
Dermatologist	طبيب الأمراض الجلدية
Neurologist	طبيب الأمراض العصبية
Psychiatrist	طبيب الأمراض العقلية
Anesthesiologist	طبيب التخدير
Obstetrician	طبيب التوليد
Endocrinologist	طبيب الغدد الصماء
Cardiologist	طبيب القلب
Urologist	طبيب المسالك البولية
Gastroenterologist	طبيب أمراض الجهاز الهضمي

Hematologist	طبيب أمراض الدم
Geriatrician	طبيب أمراض الشيخوخة
Orthopedist	طبيب أمراض العظام
Ophthalmologist	طبيب أمراض العيون
Nephrologist	طبيب أمراض الكلى
Gynecologist	طبيب أمراض النساء
Pathologist	طبيب علم الأمراض
Rash	طفح جلدي
Parasites	طفيليات
Denture	طقم أسنان

ظ

Phenomenon	ظاهرة

ع

Lack of exercise	عدم ممارسة الرياضة
Medical Arabic	عربية طبية
Cardinal symptom	عرض رئيسي
Sciatica	عرق النسا
Indigestion	عسر الهضم
Botanist	عشّاب أو نباتي
Bite	عضة

Muscles	عضلات
Sneeze	عطاس
Infertility of woman	عقم المرأة
Crutch	عكاز
Treatment	علاج
Physiotherapy	علاج طبيعي
Sign	علامة
Pathog-nomonic symptoms	علم تشخيص أ عر ا ض الأمراض
Orthodontics	علم تقويم الأسنان
Operation	عملية
Surgery	عملية جراحية

غ

Nausea	غثيان`
Thyroid	غدة درقية`
Endocrine glands	غدد صماء
Stiches	غرزات
Gargling	غرغرة
Pleural membrane	غشاء جنبي
Coma	غيبوبة

ف

Checkup	فحص
Blood test	فحص الدم
Health care team	فريق الرعاية الصحية
Kidney failure	فشل كلوي
Blood group	فصيلة الدم
Fungus	فطريات
Anorexia	فقدان الشهية
Unconscious-ness	فقدان الوعي
Anemia	فقر الدم
Paragraph	فقرة
Mouth	فم
Viruses	فيروسات

ق

Duodenal ulcer	قرحة الإثني عشر
Esophagus ulcer	قرحة المريء
Stomach ulcer or gastric ulcer	قرحة المعدة
Peptic ulcer	قرحة هضمية
Tablet	قرص
Cardia cathe-terization	قسطرة قلبية
Children ward	قسم أو جناح الأطفال
Chill	قشعريرة
Trachea	قصبة هوائية
Thoracic cavity	قفص صدري

Alimentary canal	قناة طويلة متعرجة
Respiratory channels	قنوات تنفسية
Colon	قولون
	ك
Liver	كبد
Shoulder	كتف
Wheelchair	كرسي متحرك
Fractures	كسور
Bursitis	كيس
	ل
Moment	لحظة
Tongue	لسان
Oral salvia	لعاب
Vaccine	لقاح
	م
Radiologist	متخصص الأشعة
Specialist in rheumatology	متخصص بأمراض الروماتزم
Multi	متعدد
Bladder	مثانة
Labor	مخاض
Gallbladder	مرارة
Diabetes mellitus	مرض السكري
Kidney disease	مرض الكلية

English	Arabic
Sickle cell anemia	مرض فقر الدم المنجلي
Autoimmune disease	مرض يصيب المناعة الذاتية
Esophagus	مريء
Chronic	مزمن
Hospital	مستشفى
Rectum	مستقيم
Medics	مسعفون
Decayed	متسوس
Walker	مشّاية
Placenta	مشيمة
Antibiotic	مضاد حيوي
Mastication	مضغ
Reflexing hammer	مطرقة المنعكسات
Disabled	معاق
Processing	معالجة
Stomach	معدة
Contagious	مُعدي
Information	معلومات
Colic	مغص
Surprise	مفاجأة
Joints	مفاصل
Suppose to be	من المفترض أن
Immunity	مناعة
Self-immunity	مناعة ذاتية

English	Arabic
Acquired immunity	مناعة مكتسبة
Area	منطقة
Coping skills	مهارات التأقلم
Ultrasound	موجات فوق الصوتية
Seasonal	موسمي

ن

English	Arabic
Speculum	ناظور
Bleeding	نزف
Advice	نصيحة
Overview	نظرة عامة
Stretcher	نقالة
Transfusion	نقل الدم
Style	نمط
Sleeping pattern	نمط النوم
Heart attack	نوبة قلبية أو احتشاء عضلة القلب

ه

English	Arabic
Osteoporosis	هشاشة العظام
Skeleton	هيكل عظمي

و

English	Arabic
Intensive care unit (ICU)	وحدة العناية المركزة
Surgical intensive care unit (SICU)	وحدة العناية المركزة الجراحية
Neuro intensive care unit (NEUROICU)	وحدة العناية المركزة العصبية
Psychiatric intensive care unit (PICU)	وحدة العناية المركزة النفسية
Neonatal intensive care unit (NICU)	وحدة العناية المركزة لحديثي الولادة
Pediatric intensive care unit (PICU)	وحدة العناية المركزة للأطفال
Cardiac intensive care unit (CICU)	وحدة العناية المركزة للقلب
Genetic	وراثي
Prescription	وصفة طبية
Birth	ولادة
Natural delivery	ولادة طبيعية
Caesarean delivery	ولادة قيصرية

ي

English	Arabic
Require	يتطلب
Sweat	يتعرق
Vomit	يتقيأ
Swell	يتورم
Happen	يحدث
Provide	يزود
Describe	يصف
Sterilize	يعقم
Practice	يمارس

Index